LEÇONS D'HYGIÈNE

A L'USAGE

DES ENFANTS DES ÉCOLES PRIMAIRES

par le Docteur DESCIEUX,

Médecin de l'hôpital de Montfort l'Amaury (Seine-et-Oise), ancien Professeur d'hygiène à l'Institut agronomique de Grignon.

Lauréat de l'Académie impériale de Médecine (Médaille d'or et mention honorable).

SIXIÈME ÉDITION

REVUE ET AUGMENTÉE.

L'introduction de cet Ouvrage dans les écoles publiques est autorisée par décision de Son Exc. M. le Ministre de l'Instruction publique et des Cultes, du 30 Juillet 1860.

PARIS

LIBRAIRIE CLASSIQUE DE PAUL DUPONT

Rue Jean-Jacques-Rousseau, 41

1871

AVIS A MM. LES INSTITUTEURS

MESSIEURS,

Ce Cours d'hygiène, à l'usage des écoles primaires, remplit une lacune dont plusieurs d'entre vous m'ont signalé les inconvénients; je n'ai donc pas besoin de vous en démontrer l'utilité.

J'ai déjà essayé de mettre l'hygiène usuelle et populaire à la portée des enfants, en ajoutant des notes à un *Manuel d'hygiène* composé par M. Orfila pour les écoles de Paris, et plus tard en rédigeant, au nom de la Société médicale de Rambouillet et avec son concours, un petit *Traité d'hygiène* à l'usage des enfants. Cet essai ne m'ayant pas paru répondre au but que je me propose, je me suis décidé à présenter un nouveau Manuel plus complet et surtout plus aproprié à l'intelligence et aux besoins de vos élèves.

J'ai tâché de le rendre aussi simple et aussi sobre d'expressions techniques que le comporte la matière.

Je prévois cependant qu'il sera encore nécessaire que vous veniez à leur aide en commentant et en développant certains passages, qui ne vous paraîtront pas à la portée des jeunes intelligences confiées à vos soins.

Ces développements vous seron facilités par un autre *Cours d'hygiène* à l'usage des ouvriers, que j'ai l'intention de publier prochainement. Vous trouverez dans ce Cours toutes les connaissances qui vous seront nécessaires pour suppléer à l'insuffisance de celui que j'ai destiné aux enfants. De cette manière, ce commencement d'instruction hygiénique que vous donnerez sera complété dans la suite par le Cours d'hygiène que j'adresse aux ouvriers ; en sorte que ces deux ouvrages, traitant le même sujet, étant adressés aux mêmes individus de différents âges, leur apprendront tout ce qu'ils ont besoin de comprendre pour se bien porter, du moins tout ce qu'il est possible de leur enseigner sur cette matière.

INTRODUCTION

Chers enfants, vous venez en classe pour acquérir l'instruction qui devra vous servir pendant toute votre vie.

Aussitôt que vous avez franchi, degré par degré, les premiers éléments de la lecture, les personnes chargées de vous instruire ont soin de mettre entre vos mains les livres propres à vous donner cette instruction. Je connais bon nombre de ces livres ; ayant été successivement membre du Comité supérienr de l'Instruction primaire et délégué cantonal, j'ai visité plusieurs fois les écoles confiées à ma surveillance ; j'ai vu les instituteurs à l'œuvre ; j'ai entretenu avec eux certaines relations, dans le but d'apprécier leurs efforts et de connaître les besoins de l'enseignement. Mes observations m'ont profité, et j'ai pu me convaincre que l'instruction, pour qu'elle soit profitable, devait être donnée avec beaucoup de simplicité, au point de vue de votre âge, et débarrassée de toute expression scientifique.

Parmi les livres que vous avez journellement sous les yeux (j'excepte nos livres indispensables, tels que le Catéchisme, l'Evangile et l'Histoire sainte), les uns parlent de l'Histoire de France, de la Géographie et d'autres choses semblables; les autres renferment des anecdotes, des leçons de morale graduées et infiniment variées; aucun ne parle des soins que réclame la santé.

Cette remarque m'a inspiré l'idée de remplir, dans votre instruction, une lacune aussi importante. Je vais donc essayer, sans perdre de vue votre éducation, de vous apprendre les moyens de conserver votre santé, ou, ce qui est la même chose, de vous donner des leçons d'hygiène. De votre côté, prêtez-moi votre attention : à votre âge, on a peu de souci de sa santé, c'est un soin que vous laissez à vos parents. Vous êtes cependant en état de comprendre que sans la santé le travail ne se fait qu'avec peine ; que nos jours se passent dans la tristesse; que la maladie cause des souffrances et abrége la vie. Tout ce que vous acquerrez d'instruction vous sera inutile, si la maladie vous empêche d'en profiter. Vous entendez souvent dire que la santé est une grande richesse : c'est une vérité de tous les temps. Eh bien! mes conseils vous donneront les moyens d'en profiter et de conserver ce précieux trésor.

Par une longue pratique de la médecine, j'ai été à même de reconnaître que le plus grand nombre des maladies sont le résultat de l'imprudence ou de l'ignorance des plus simples notions d'hygiène ; vous indiquer les causes qui engendrent ces maladies et les moyens de les éviter, voilà l'unique but que je me propose. Heureux si Dieu me donne la grâce de le remplir; en cela je servirai tout à la fois l'humanité et la religion.

Vous allez peut-être croire, mes enfants, parce que je suis médecin, que je vais vous prescrire un régime pénible à suivre, vous défendre de vous livrer à vos jeux et à vos travaux ; il n'en est rien. Le jeu et le travail vous sont aussi nécessaires que la nourriture de chaque jour. Un médecin, il est vrai, est souvent obligé d'imposer des privations aux malades qu'il veut guérir; mais quand il donne des conseils pour la conservation de la santé, il n'a qu'à indiquer une règle de conduite que tout le monde peut suivre et à laquelle il vous sera facile de vous soumettre, chers enfants, pourvu toutefois que vous veuilliez être raisonnables : car je dois vous dire une vérité à laquelle vous n'avez peut-être jamais réfléchi, quoiqu'elle vous ait été répétée plus d'une fois dans le cours de vos instructions religieuses ; nous avons reçu de Dieu la liberté de choisir entre le bien et le mal, avantage qui nous rend supérieurs aux animaux et que nous devons à notre nature spirituelle. Malheureusement, abusant de ce don sublime, il nous arrive quelquefois de nous livrer à des actes qui non-seulement défigurent notre âme aux yeux de notre Créateur, mais encore compromettent la santé et la vie du corps.

Or, les leçons d'hygiène que nous allons vous donner, d'accord en cela avec les préceptes de notre divine religion, vous apprendront à éviter tous ces excès qui dégradent l'homme, souillent sa conscience et le poussent avant le temps vers la tombe.

J'en ai dit assez, mes enfants, pour vous faire comprendre l'utilité des connaissances hygiéniques que je vais vous donner sous la forme de leçons ; puissiez-vous les graver dans votre mémoire et en faire une intelligente application pendant tout le cours de votre vie. Vous vous en trouverez bien sous tous les rapports ; vous posséderez dans la santé un bien qui surpasse toute richesse ; vos membres robustes et bien constitués pourront facilement gagner le pain nécessaire à votre existence et à celle des êtres chéris que Dieu pourra confier plus tard à votre tendresse et à votre piété filiale, et une vieillesse heureuse et respectée viendra couronner une vie que vous aurez embellie par le travail et la pratique de toutes les vertus qui font l'homme de bien.

LEÇONS D'HYGIÈNE

A L'USAGE

DES ENFANTS DES ÉCOLES PRIMAIRES.

LEÇON 1re. — **De la composition du corps.**

De tous les êtres sortis des mains du créateur, ceux qui méritent au plus haut degré notre attention sont les êtres organisés. On appelle êtres organisés ceux qui ne vivent, ne se développent et ne durent qu'à la condition de prendre en dehors d'eux-mêmes des matières étrangères qu'ils s'assimilent, après leur avoir fait subir une préparation spéciale. Ces êtres sont doués d'*organes*, instruments destinés à transformer en leur propre substance des matériaux qu'ils puisent au dehors.

L'homme étant le plus parfait des êtres organisés est aussi celui qui est le plus susceptible d'altération dans les diverses parties de son corps, et ces altérations engendrent une foule de maladies dont je veux vous indiquer les causes ainsi que les moyens de les éviter.

Je suis donc conduit, chers enfants, à vous donner quelques notions sur la composition du corps, sur son organisation, et sur le mécanisme de ses fonctions. La machine la plus ingénieuse, entre les mains d'un ouvrier qui n'en a pas suffisamment étudié la composition et le mécanisme, est exposée à se déranger et à devenir non-seulement inutile, mais même dangereuse. Eh bien, je veux vous mettre, par rapport à votre corps, dans la position d'un ouvrier intelligent qui, bien instruit de tous les détails d'une machine compliquée, sait lui imprimer le mouvement qui lui est propre ; je veux vous apprendre à connaître les différentes parties de votre corps, autant qu'il est nécessaire pour que vous puissiez le conserver longtemps sans accident et sans dérangement.

Le corps humain est composé de plusieurs espèces de matériaux : les uns durs, ce sont les os ; les autres mous et de consistance variée, désignés généralement sous le nom de chair ou de viande ; enfin il s'y trouve aussi des liquides en grande quantité.

Les os servent de charpente au corps et forment, en totalité ou en partie, une enveloppe solide qui renferme les organes les plus essentiels à la vie. Les os des membres sont réunis entre eux par des liens qui les assujettissent solidement, de manière cependant à permettre les mouvements si variés et si étendus que ces membres exécutent. Ces mouvements sont favorisés par un fluide gras qui humecte sans cesse les extrémités des os où se fait le frottement, et qui, pour cette raison, sont lisses et parfaitement polies. Ce liquide remplit ici l'office de l'huile ou de la graisse dont vous voyez que l'on se sert pour faciliter le jeu des mécaniques.

Les chairs, qui sont douées de la propriété de se rallonger ou de se raccourcir, se rencontrent partout où le mouvement est nécessaire ; elles ont une texture, une forme, une consistance en rapport avec l'usage auquel elles sont destinées ; elles servent à composer les organes du corps qui concourent à l'acte de la vie, organes que je vais vous faire connaître :

1° Le cerveau, matière blanche et très-molle, d'où partent des conduits blancs ou nerfs qui se répandent par tout le corps pour lui donner la sensibilité et le mouvement ; 2° le cœur dont chaque battement pousse le sang dans toutes les parties du corps ; 3° les poumons où l'air exerce sur le sang une action vivifiante qui entretient la vie, comme le soufflet de la forge entretient le feu du foyer ; 4° l'estomac où se fait la digestion des aliments ; 5° les artères qui portent le sang du cœur dans tout le corps, et les veines qui le ramènent au cœur ; 6° la rate, le foie et plusieurs autres corps appelés glandes, dans lesquels s'opèrent des phénomènes mystérieux que je ne puis dévoiler ici ; 7° enfin la peau qui forme l'enveloppe de notre corps et dans laquelle réside le toucher.

Voilà, mes enfants, les matériaux qui entrent dans la composition du corps humain : j'ai à vous dire maintenant comment ce corps, ainsi composé, vit, dure et meurt, afin que vous puissiez comprendre tous les soins que nous devons quelle lui donner, si nous voulons le conserver dans de bonnes conditions de santé. Sans ces notions essentielles, vous seriez à l'égard de votre corps ce qu'est l'ouvrier dont je vous ai parlé, par rapport à la machine dont il ne comprend pas le mécanisme : il sait que cette machine est composée de bois, de fer, de cuivre, qu'elle compte un plus ou moins grand nombre de pièces ; mais, ignorant comment ces pièces se meuvent et fonctionnent, il ne peut y toucher sans les déranger ou les briser.

Ce que nous venons de dire sur le mécanisme du corps, s'applique également aux animaux, et même aux végétaux. Les organes de tous ces êtres sont destinés, les uns à la nutrition et les autres à l'usage extérieur des sens. C'est ce que j'aurai à vous expliquer dans les deux prochaines leçons en ce qui concerne le corps humain.

LEÇON 2e. — **Des organes de la nutrition.**

L'acte par lequel le corps humain prend en dehors de lui-même les matières susceptibles d'être converties en sa propre substance, et pouvant servir à son développement et à son entretien, se nomme nutrition, et ces matières qui lui servent de nourriture sont appelées nutritives.

Le corps vit aussi longtemps qu'il trouve cette nourriture en rapport avec ses besoins. Dès qu'elle vient à lui manquer, ou dès que la maladie ou la vieillesse ne lui permettent plus de la supporter, il faut qu'il subisse la loi naturelle d'après laquelle tout ce qui, dans la matière, a eu un commencement de forme quelconque, doit avoir une fin.

Le Créateur a fixé la durée de chaque être végétal ou animal. Il y a loin, par exemple, de la vie d'une plante que le printemps voit naître et qui meurt à l'approche de l'hiver, à celle d'un chêne qui dure des siècles; il n'y a pas moins de différence entre la durée de ces insectes qui ne vivent qu'un jour et celle de certains animaux dont la vie se prolonge au delà de cent ans.

Mais souvent il arrive que la durée naturelle de chaque être est abrégée par beaucoup de causes. Ainsi, par exemple, lorsque le sol ou l'air ne fournit plus à une plante les sucs qui lui conviennent, cette plante dépérit et meurt. Si un animal ne reçoit plus la nourriture nécessaire, il cesse bientôt de vivre. Souvent l'un et l'autre sont détruits par l'homme, qui lui-même n'échappe pas à cette grande loi, car, ou il meurt de vieillesse, lorsque ses organes usés ne peuvent plus fonctionner, ou il meurt avant le temps, lorsque les organes, par suite des excès auxquels il se livre, des maladies qui en sont la suite, ou d'un vice de constitution qu'il a apporté en naissant, ou de quelque dérangement accidentel, ne peuvent plus remplir le but pour lequel ils ont été créés.

Quelquefois même l'homme abrége ses jours par le mauvais choix qu'il fait de ses aliments.

Et c'est ici, mes enfants, qu'il serait utile, dans l'intérêt de votre santé qui m'est très-précieuse, de vous faire connaître en peu de mots les propriétés des substances qui servent à notre nourriture. Mais, comme il me faudrait entrer dans quelques développements, nous en ferons la matière de plusieurs leçons.

Qu'il vous suffise aujourd'hui de savoir que cette nourriture est très-variée et qu'elle a besoin, avant de se transformer en notre substance, de subir une espèce de préparation on de décomposition qui se fait dans ce qu'on appelle les organes de la digestion. Ces organes consistent en un long conduit dont l'entrée se trouve à la bouche, et la sortie à l'endroit par où s'échappent les matières impropres à la nutrition. La bouche est garnie de dents qui coupent, déchirent et broient les aliments ; elle fournit un liquide appelé salive qui les imbibe et les amollit.

Ainsi préparés, ces aliments sont poussés dans le gosier, descendent dans une poche appelée estomac, y séjournent quelques heures, et y subissent une altération profonde qui constitue la digestion proprement dite.

De l'estomac, cette matière, ainsi modifiée, passe dans les intestins, y est de nouveau imbibée d'un liquide qui complète la digestion ; et, à mesure qu'elle descend dans ce long conduit, la partie nutritive est absorbée par de petits suçoirs qui la pompent absolument comme les racines des plantes absorbent dans le sol les matières qui constituent la séve. Cette partie nutritive, à laon a donné le nom de chyle, une fois absorbée, est portée par de petits conduits dans une grosse veine. Là, elle est mêlée au sang et concourt à sa formation en lui donnant les propriétés nourrissantes qu'elle contient. Le sang, ainsi reconstitué est dirigé vers un côté du cœur, puis dans les poumons pour y être exposé à l'action de l'air qui le pénètre, le purifie et lui donne la couleur rouge que nous voyons. Le sang, après avoir traversé les poumons, passe dans le côté gauche du cœur, de là est poussé dans toutes les parties du corps au moyen de petits conduits appelés artères.

Tout le corps, comme vous voyez, mes enfants, reçoit du sang; il en est tout pénétré et chacune des parties qui le composent, telles que les os, la peau, la chair, prend dans le sang ce qui convient à son développement et à son entretien. Mais si le corps reçoit d'un côté, il faut nécessairement qu'il perde de l'autre, autrement il n'y aurait pas équilibre, et les maladies causées par l'excès ou l'altération du sang ne tarderaient pas à s'ensuivre. Nous avons donc été pourvus d'organes, désignés sous le nom de glandes, qui ont la propriété d'enlever ce qu'on peut regarder comme les immondices du corps. Ainsi les reins en enlèvent une partie, c'est l'urine; il en sort à travers la peau, c'est la sueur; il en sort aussi par les poumons et les intestins, sous forme de matières plus ou moins solides.

Voilà en peu de mots et autant qu'il m'est donné de vous le faire comprendre ce qui constitue la nutrition ; voilà comment le pain et les autres aliments dont vous avez soin de vous nourrir, après avoir subi différentes transformations, entrent dans la composition de votre corps.

Comme il importe à votre santé que ces différentes fonctions se fassent dans des conditions requises, nous vous en parlerons plus au long dans les leçons suivantes.

LEÇON 3e. — **Organes des sens.**

Les hommes, comme les animaux, afin de pouvoir communiquer avec les autres êtres au milieu desquels ils vivent, et satisfaire à leurs besoins, sont pourvus d'organes qui, étrangers à ceux dont je vous ai parlé dans la précédente leçon, sont mieux connus sous le nom de sens; ils sont au nombre de cinq; ce sont le toucher, la vue, l'ouïe, l'odorat et le goût.

Par le toucher nous connaissons la consistance et la forme des corps; par la vue nous en apprécions la couleur, la distance et aussi la forme; par l'ouïe, dont l'organe est l'oreille, nous percevons les sons ; par l'odorat nous distinguons les odeurs, et le goût nous fait connaître les saveurs.

Ces différentes perceptions sont transmises au cerveau par le moyen des nerfs. Cet acte constitue ce qu'on appelle les sensations. Comme c'est par les sens que nous connaissons le monde qui nous entoure, il importe beaucoup de les conserver en bon état. Nous aurons donc quelques conseils à vous donner à ce sujet.

Le cerveau, qui reçoit toutes les impressions des sens, est le siége de la pensée et de l'action, de même qu'il est le centre de la sensibilité et des mouvements. C'est de là que part la volonté, qui nous fait parler, agir et mouvoir. Ses ordres sont transmis par des cordons blancs ou nerfs, lesquels font exécuter les mouvements en déterminant alternativement le relâchement et le resserrement de ces chairs qui garnissent les os des membres et toute notre charpente osseuse. Ces mêmes nerfs, en déterminant des contractions du gosier et de la langue, produisent des sons et la parole.

Tel est, mes enfants, le mécanisme de la machine humaine, tels sont les nombreux instruments qui la composent. Tout ce que je viens de vous dire est commun aux hommes et à la plupart des animaux.

Mais vous comprenez que l'homme n'est pas seulement composé d'un corps; il a reçu du Créateur un principe immatériel, qui ne doit point mourrir et sans lequel notre corps, tout admirable qu'est sa structure, ne serait qu'un corps sans vie, sans mouvement, un véritable cadavre. Ce privilége qui nous place au-dessus de tous les êtres qui nous entourent, nous impose des obligations, des devoirs; ils vous sont enseignés par les ministres de la religion. J'aurai aussi à vous en parler, parce que la santé et la vie sont gravement intéressées à ce que ces devoirs soient bien remplis. Je vous ferai voir que, si l'espèce humaine est exposée à un bien plus grand nombre de maladies que les animaux, cela tient à la liberté que nous avons d'abuser des dons de Dieu et de violer les lois qu'il nous a données autant dans l'intérêt de notre corps que pour le bien de notre âme.

LEÇON 4e. — De la nourriture provenant des végétaux.

Dans la seconde leçon, en vous parlant de la nutrition, nous vous avons expliqué, mes chers enfants, comment la nourriture, après avoir subi différentes préparations dans les organes de la digestion, devenait du sang et concourait à la formation de toutes les parties de notre corps. Quelle est maintenant cette nourriture? où l'homme va-t-il la prendre? quelles en sont les propriétés? C'est ce que nous allons examiner dans cette leçon et les suivantes.

Tous les aliments nous sont fournis par la végétation et les animaux. La nourriture qui nous vient des végétaux se trouve dans les racines, les feuilles, les fleurs, les fruits et les graines. Les matières alimentaires contenues dans ces différentes parties de la plante se présentent sous plusieurs formes; on y trouve :

1° Une matière aqueuse plus ou moins épaisse et gluante que l'on désigne sous le nom de mucilage ou de gomme quand elle est réunie en masse. Cet aliment est peu nourrissant, à moins qu'il ne soit à l'état de gomme; il se trouve dans les feuilles et les fruits, il est souvent réuni à d'autres principes d'une plus grande valeur nutritive. La grande quantité d'herbe que les vaches sont obligées de manger pour se rassasier prouve combien les plantes herbacées sont peu nourrissantes.

2° Une matière sucrée. Elle se trouve principalement dans la moelle de certains arbres, dans quelques racines telles que la betterave et la carotte, et aussi dans beaucoup de fruits. Elle possède une certaine valeur nutritive; combinée à d'autres, elle en facilite la digestion, et concourt ainsi au développement du corps.

3° Une matière acide. Elle se rencontre principalement dans les fruits, surtout dans ceux qui ne sont pas mûrs, c'est ce qui fait que ces derniers sont malsains, et troublent les fonctions de l'estomac.

4° Une matière grasse. Elle est contenue principalement dans les amandes de certains fruits. Elle est nourrissante, et, séparée de la plante, elle forme l'huile dont nous nous servons comme assaisonnement.

5° De la fécule. Cette substance est plus nourrissante que toutes celles qui précèdent; c'est à elle que toutes les graines qui servent à notre alimentation doivent leurs principes nourrissiers.

Ainsi les haricots, les lentilles, les pois, le riz contiennent beaucoup de fécule; il en est de même des pommes de terre qui sont une grande ressource pour les classes pauvres. Toutes les racines dont nous faisons usage contiennent également une certaine quantité de fécule jointe à d'autres principes moins nourrissants.

6° Une matière appelée gluten. Elle est toujours combinée à la fécule, et ajoute beaucoup à sa valeur nutritive. Elle est plus abondante dans le blé que dans toute autre graine. C'est elle qui donne à la pâte, à laquelle on a eu soin de mélanger du levain, la faculté de fermenter. Sans ce mélange la confection du pain serait impossible.

7° Un principe appelé légumineux. C'est à ce principe que les végétaux doivent les propriétés qui les distinguent, telles que la saveur, l'odeur et la couleur, il est regardé comme très-nourrissant; il a une vertu excitante très-prononcée chez certains végétaux, comme les artichauts, les lentilles et autres legumes. Il favorise la digestion des autres principes auxquels il est joint et peut par conséquent être considéré comme un assaisonnement naturel.

8° Des sels particuliers qui donnent de la saveur à la matière alimentaire et en aident la digestion.

9° Enfin tous les végétaux contiennent, dans des proportions différentes, une substance à laquelle on a donné le nom de ligneux parce qu'elle ressemble au bois par sa composition.

Elle est solide et ne peut être digérée. Elle forme la charpente de la fécule et l'intérieur des fruits, et constitue l'enveloppe des fruits et des graines. Comme elle résiste à l'action des organes de la digestion, elle est expulsée du corps en totalité et forme la plus grande partie des matières excrétées par les intestins.

Tels sont, chers enfants, les différentes parties qui entrent dans la composition des végétaux. Maintenant que vous les connaissez, vous saurez distinguer, parmi les plantes, celles qui renferment le plus de matières nutritives et qui, par conséquent, sont les plus propres à contribuer au développement de votre corps et à l'entretien de vos forces. Vous admirerez en même temps la bonté de Dieu, qui a préparé à l'homme, dans l'innombrable variété des plantes qui couvrent la terre, comme une table toujours chargée des mets les plus exquis, et aux animaux une pâture abondante qui sert à les engraisser et à nous procurer, dans leur chair, une nourriture aussi succulente que substantielle, comme nous allons le voir dans la leçon suivante.

LEÇON 5e. — **De la nourriture fournie par les animaux.**

Les aliments que les animaux nous procurent sont, en général, plus nourrissants que ceux qui nous sont fournis par les végétaux. Connus sous le nom de chair ou de viande, ils diffèrent entre eux selon les animaux qui nous les fournissent, souvent même selon les différentes parties de l'animal.

Il serait trop long ici d'examiner successivement tous les animaux qui servent à notre alimentation ; je me contenterai de vous faire connaître en peu de mots la valeur nutritive des principes qui entrent dans la composition de toutes les viandes.

On trouve dans les viandes :

1° Une matière molle, blanche, qui constitue presque exclusivement les animaux très-jeunes et qui domine surtout dans la cervelle et les pieds. Elle existe presque à l'état de pureté dans le blanc d'œuf. On lui a donné le nom d'albumine ; elle est très-peu nourrissante et répond au mucilage des végétaux.

2° Une matière appelée gélatine. Elle est mêlée à tous les autres principes et se trouve principalement dans les os et les tendons. Elle est plus nourrissante que l'albumine, et tient dans les animaux, quant à sa valeur nutritive, le même rang que la gomme dans les végétaux.

3° Une matière grasse, désignée sous le nom de graisse. Mêlée aux autres tissus, ou déposée en masse, cette matière a une consistance qui varie suivant les animaux ; ainsi elle est liquide chez certains poissons et très-ferme chez nos animaux domestiques. Elle n'est pas d'une facile digestion prise isolément ; mais, ajoutée aux autres principes, elle les attendrit, et en facilite la digestion. Elle ne nourrit guère plus que la gélatine

4° La chair proprement dite. Cette matière, connue sous le nom de fibrine, se compose presque entièrement des muscles qui enveloppent les os, et se trouve en masse autour du tronc. Elle est blanche chez beaucoup de poissons et dans les jeunes animaux. Elle est la partie la plus nourrissante de l'animal et occupe le même rang que la fécule. Aussi les personnes qui élèvent des bestiaux pour notre nourriture font-elles tous leurs efforts pour développer ces chairs qui contiennent des principes si nourriciers.

5° Une matière appelée par les chimistes osmazôme. Mêlée aux tissus et à la fibrine, elle donne à chaque espèce de viande la saveur, l'odeur et la couleur qui lui sont propres et qui la distinguent de toutes les autres. Elle est dans les animaux ce que la légumine est dans les végétaux. Elle est très-nourrissante, contient un principe excitant, qui facilite la digestion et qui est un assaisonnement naturel.

6° Des sels qui trouvent leur emploi dans notre digestion et dans la composition de notre corps.

7° Enfin il existe dans les animaux comme dans les végétaux une matière dure, qui forme principalement la charpente osseuse et qui entre, en proportion variable, dans la composition des autres tissus animaux. Cette substance n'est aucunement nourrissante. Elle n'est pas dissoute par la digestion et est expulsée en totalité des intestins.

Voilà, chers enfants, les différentes matières

qui entrent dans la formation des animaux. Il vous sera facile, en vous les rappelant, d'apprécier la valeur nutritive de toutes les espèces de viandes dont vous voudrez faire usage. Ainsi, par exemple, avez-vous sous les yeux une pièce de viande molle et blanche, comme celle qui nous est fournie par des animaux jeunes et la plupart des poissons, vous saurez qu'elle est peu nourrissante. Est-elle grasse en même temps, elle n'en vaudra guère mieux et la digestion en sera plus laborieuse. Si le morceau de viande est ferme et compacte, ce sera une preuve qu'il contient beaucoup de fibrine, et qu'il est par conséquent très-nourrissant. Si, de plus, cette viande est d'un rouge bien prononcé, cela indique qu'elle provient d'un animal qui n'est plus jeune; c'est une viande faite qui est aussi nourrissante que possible.

Pour compléter l'examen des substances alimentaires provenant des animaux, je vais vous parler de deux de leurs produits : des œufs et du lait.

Les œufs occupent une certaine place dans notre alimentation. Ils subissent des préparations qui les rendent plus ou moins faciles à digérer. Je vous en parlerai prochainement. Je vous dirai seulement aujourd'hui qu'ils nourrissent très-peu : cela tient à ce que l'œuf n'est formé en grande partie que d'albumine, matière blanche qui, comme nous l'avons dit au commencement de cette leçon, est peu nourrissante. Il est vrai que le jaune contient un principe qui a du rapport avec l'osmazôme, ce qui lui donne de la saveur et de la couleur. Mais il existe en quantité très-minime et ajoute par conséquent très-peu à sa valeur nutritive. Le lait est d'une digestion facile, appropriée à la faiblesse de l'estomac des jeunes enfants. Les parties qui le composent indiquent quelle en est la valeur nutritive. Il contient de l'eau, du sucre, de l'albumine, des sels et une partie grasse; matières assez nourrissantes pour la première période de la vie, mais insuffisantes pour l'alimentation des personnes plus avancées en âge. Aussi le lait ne doit-il être qu'un accessoire dans notre nourriture. On lui fait subir des préparations dont nous parlerons dans une autre leçon.

Leçon 6e. — De l'assaisonnement.

Mes chers enfants, je vous ai appris dans les deux leçons précédentes les sources d'où nous tirons notre nourriture, et la valeur nutritive de chacun des principes fournis par les végétaux et les animaux. Nous allons maintenant les étudier sous un point de vue bien essentiel : c'est celui de leur plus ou moins grande facilité à être digérés; car vous devez savoir que ce n'est pas ce que l'on mange qui nourrit, mais ce que l'on digère.

Les animaux, ceux surtout qui sont sauvages, trouvent leur nourriture toute préparée par les soins de la Providence. Mais l'homme est obligé au travail par suite de la malédiction prononcée par le Créateur contre Adam et tous ses descendants; non-seulement il doit remuer la terre pour y trouver sa nourriture, mais encore il a besoin de faire subir une préparation aux aliments qu'il en a tirés à la sueur de son front. Cette préparation s'obtient par l'assaisonnement pour la plupart, par la cuisson pour un plus grand nombre, et par la fermentation pour quelques-uns. Je vais vous parler, dans cette leçon et dans les deux suivantes, de ces trois modes de préparation; puis nous y ajouterons quelques mots sur les moyens employés pour conserver quelques aliments.

Je vous ai dit que l'on trouve dans les aliments des principes qui ont la propriété de faciliter la digestion, ce sont: les sels, la légumine et l'osmazôme. La matière sucrée et les acides qui se trouvent dans les végétaux, ainsi que la matière grasse contenue dans les végétaux et les animaux, ont la même propriété; seulement il est souvent nécessaire de leur faire subir une préparation, pour que leurs propriétés irritantes ou relâchantes ne nuisent pas à la digestion.

On donne le nom d'aissaisonnement à toutes les substances que l'on ajoute aux aliments pour favoriser la digestion. Tantôt elle agissent directement sur l'estomac, en augmentant l'action de cet organe par les propriétés excitantes qu'elles contiennent; tantôt, mêlées aux aliments, elles les attendrissent et les ramollissent de manière à les rendre d'une digestion facile.

Le sel est le plus généralement employé il

est indispensable à l'alimentation de l'homme, et est ajouté avec avantage à la nourriture des animaux. Pris avec excès, il irrite et altère l'estomac et peut le rendre malade. Le poivre, la moutarde, le thym, le laurier sont excitants et échauffants, il faut en user avec modération. L'ail et les oignons crus sont âcres et très-irritants, mais ils perdent leur âcreté par la cuisson et deviennent des aliments adoucissants. Le persil, le cerfeuil, l'estragon sont excitants à différents degrés et doivent être employés modérément.

Le vinaigre combiné à des matières gélatineuses et albumineuses facilite la digestion ; avec excès, il la compromet, rend malade et fait maigrir. Les aliments gras, tels que l'huile, le beurre et la graisse, ont la propriété de rendre les mets plus savoureux, et de faciliter la digestion ; ils la ralentissent au contraire et relâchent l'estomac, quand ils dominent les autres assaisonnements.

Les corps gras perdent leurs propriétés adoucissantes quand il sont chauffés au point de bouillir ; alors ils deviennent âcres et irritants et communiquent ces propriétés aux aliments qu'ils assaisonnent.

Les assaisonnements employés comme nous venons de l'indiquer, c'est-à-dire avec modération, et dans le but seulement d'aider à la digestion sont utiles, indispensables même pour beaucoup d'aliments. Mais malheureusement nous voulons que les mets soient très-agréables au goût et qu'ils excitent à manger au delà de ce que l'estomac peut digérer. De là qu'arrive-t-il? c'est que l'estomac fatigué de ce surcroît de travail, altéré par l'action irritante des assaisonnements, ne tarde pas à s'user, à devenir gravement malade et à entraîner la perte du corps.

Et c'est ainsi que l'homme de bonne chère trouve, dans la satisfaction même de ses sens, le châtiment de sa gourmandise.

Leçon 7e. — **De la cuisson.**

Tous les aliments, à l'exception de certains fruits et de quelques légumes, doivent subir l'action de la chaleur pour être digérés par l'estomac de l'homme. La chaleur en modifie la composition : elle épaissit et durcit les matière fibreuses et gélatineuses des viandes ; elle attendrit les tissus des racines et des tiges et la graine des végétaux ; aidée par l'action de l'eau, elle gonfle la fécule et le gluten et en facilite la digestion. Les modes de cuisson varient selon que la chaleur agit directement comme dans le grillage ou le rôtissage, ou indirectement, c'est-à-dire par le moyen de l'eau à l'état d'ébullition.

L'action directe de la chaleur est particulièrement employée pour la préparation des viandes. Elle produit le durcissement ou la carbonisation de la surface extérieure ; elle ramollit les parties placées au dessous de cette couche ; une partie des matières susceptibles de se dissoudre, telles que la gélatine, la graisse et l'osmazôme, s'en écoulent lentement, et la plus grande partie, lorsque la cuisson est bien dirigée, reste dans le morceau de viande, l'attendrit, lui donne une saveur agréable et le rend très-nourrissant. Cette manière de préparer les aliments n'est pas généralement employée par les classes pauvres, parce qu'elle est moins économique que d'autres dont nous allons parler avec plus de détails.

La cuisson à l'aide de l'eau est la plus employée dans les petits ménages. Quand on ne met de l'eau qu'autant qu'il en faut pour tremper les viandes ou les légumes, ce procédé s'appelle cuisson à court bouillon. Les viandes sont attendries et imbibées des assaisonnements qui y ont été ajoutés, la partie liquide est un composé de plus ou moins d'eau et de tout ce que les légumes et les viandes contenaient de soluble, et le tout présente un aliment très-nourissant, agréable au goût et d'une facile digestion.

Quand on fait cuire les légumes et les viandes dans une plus grande quantité d'eau, c'est avec l'intention d'obtenir un liquide nourrissant auquel on donne le nom de bouillon. Ce bouillon contient tout ce qu'il y a de soluble dans ces légumes ; et ces viandes, dépouillées ainsi d'une forte partie de leurs principes nutritifs, ne conservent, comme aliment, qu'une valeur bien réduite et moins substantielle.

Le bouillon peut être obtenu avec toutes les viandes faites, et qui, préparées autrement, seraient dures et difficiles à digérer. Certaines parties du bœuf et du porc ne sont pas autrement employées. Les légumes dont on se sert le plus ordinairement dans la confection du bouillon sont ceux dont la saveur est très-prononcée, comme les choux, les navets, les carottes et les poireaux, qui servent en même temps à donner du goût. Les graines sèches et fraîches, lorsqu'elles sont bien cuites, donnent aussi un bouillon agréable et nourrissant.

Pour rendre le bouillon en même temps très-nourrissant et en faire un mets qui satisfasse aux besoins de notre estomac, on y ajoute du pain ou des pâtes composées de farines. Le bon pain, quoi qu'on en dise, est préférable à toutes ces pâtes si variées de forme et de nom dont on fait des potages ; étant formé de farine qui a subi la fermentation, il est plus léger, et, par conséquent, d'une digestion plus facile, avantage dont les pâtes sont dépourvues. Passons maintenant à l'examen des aliments qui ont besoin de fermenter pour servir à la nourriture de l'homme.

LEÇON 8e. — **De la fermentation.**

Pour faciliter la digestion de certains aliments, on leur fait subir une préparation que l'on désigne sous le nom de fermentation. Lorsque des matières organisées fermentent, il s'opère en elles des changements qui en modifient la nature et la composition. C'est une opération que la chimie explique. Je vous dirai seulement les effets principaux qu'elle produit.

Quand les matières organisées sont placées dans des circonstances qui favorisent la fermentation, elles s'échauffent, se ramollissent, se décomposent, et de nouveaux principes se développent. Ces différents phénomènes, que tout le monde peut constater, sont bien apparents dans la fabrication du vin, du cidre et de la bière ; ils ont lieu constamment dans la préparation de la choucroute, du pain et des fromages. Je vous parlerai seulement de la fermentation de ces derniers aliments, à cause de leur importance et de leur usage quotidien. La farine délayée avec de l'eau, et cuite, fournit un aliment difficile à digérer, et, par suite, fatigant pour l'estomac et peu nourrissant. Mais si à la pâte vous ajoutez de la levûre ou du levain, cette pâte s'échauffe, les petits globules qui contiennent la fécule se rompent, le gluten se gonfle, et il se développe des gaz qui forment des vides dans la pâte. Lorsqu'elle est arrivée à un état convenable de fermentation, on la met au four, où, saisie par un feu vif, elle se couvre d'une croûte épaisse qui enveloppe ce que vous connaissez sous le nom de mie.

Cette double préparation de la fermentation et de la cuisson met les principes nourrissants qui constituent le pain dans les conditions les plus favorables pour qu'ils soient facilement et entièrement digérés. On reconnaît que le pain est de bonne qualité et bien fait, lorsque la mie présente une couleur blanche ou jaune clair, et quelle contient de petits vides ou alvéoles dans son épaisseur. Quand il est mat, il est d'une digestion difficile. Le pain de la veille se digère mieux que le pain tendre. Quand il entre de la farine de seigle dans la confection du pain, il se conserve frais plus longtemps. Il doit être renfermé dans un endroit frais et fermé pour empêcher qu'il ne se dessèche, ce qui en rendrait la mastication pénible et la disgestion laborieuse.

Je ne vous ai parlé du lait qu'à l'état naturel, à l'état frais. Abandonné à lui-même, il ne tarde pas à se décomposer. Il se sépare en deux parties, l'une liquide et l'autre solide. La partie liquide est le petit-lait qui est utilisé pour les animaux. La partie plus solide est la crème qui, plus légère, forme la couche supérieure, et le caillé qui compose le reste. La crème elle-même contient deux parties qui, agitées violement pendant un temps plus ou moins considérable, se séparent et forment l'une le beurre, et l'autre une matière liquide appelée lait de beurre. Lorsque le caillé, seul ou mélangé à la crème, est séparé du lait clair, il prend le nom de fromage. Cette décomposition du lait est activée en y ajoutant ce que vous connaissez sous le nom de présure.

Les fromages frais nourrissent peu et sont d'une digestion facile lorsque la crème en a été séparée. Le sel qu'on y ajoute, lorsque l'on veut les conserver, en facilite la digestion. Lorsqu'ils ont fermenté et qu'ils sont, comme on dit, affinés, ils deviennent odorants, ils ont une saveur prononcée qu'ils doivent à la présence d'un principe âcre développé par la fermentation ; ils peuvent alors être considérés comme un assaisonnement qui favorise la digestion du pain. Les qualités des fromages dépendent tant du nombre et de la nature des préparations qu'on leur fait subir, que du soin et du temps apportés à la préparation, et surtout de la bonté des pâturages consommés par les bestiaux dont le lait a été employé. Quelquefois on les soumet à un certain degré de cuisson et à la presse ; on y joint des substances aromatiques, ce qui en modifie les propriétés et les rend plus ou moins nourrissants. En général, il faut les conserver dans des lieux humides, privés d'air.

Au surplus, quel que soit leur mode de préparation, on peut apprécier leurs propriétés irritantes par l'impression qu'ils produisent sur les sens du goût et de l'odorat. Les fromages forts, il est vrai, facilitent la digestion ; mais, pris avec excès, ils ont tous les inconvénients des assaisonnements trop énergiques.

Leçon 9e. — De la conservation des aliments.

Les procédés les plus ordinairement employés pour la conservation, sont le salage et le fumage. Je n'essayerai pas de vous apprendre comment se font ces opérations : elles sont exécutées par des hommes qui en font leur profession.

Le salage fait perdre aux viandes une partie de leur liquide, la chair en est plus dure et moins nourrissante, et si elles n'ont pas été débarrassées du sel dont cette préparation les a pénétrées, elles sont âcres et irritantes. Elles ont besoin de cuire longtemps, et il convient, pour en diminuer l'âcreté, d'y ajouter des légumes et d'autres assaisonnements adoucissants. Les viandes salées du porc et du poisson sont des ressources précieuses pour les gens de la campagne; mais je dois prévenir que l'usage trop habituel de ces viandes aurait des inconvénients pour la santé. La viande fraîche est toujours préférable.

Les viandes conservées par l'action de la fumée ont les mêmes inconvénients. Elles sont plus ou moins desséchées et imprégnées d'un principe âcre qui provient de la fumée. Elles sont d'une digestion laborieuse, irritent l'estomac, échauffent, altèrent le sang et favorisent le developpement de maladies chroniques. Il ne faut les employer qu'après leur avoir fait subir une préparation qui les attendrit et les dépouille autant que possible de leur âcreté, et même avec ces précautions, elles ne doivent pas être une nourriture habituelle.

Je ne vous parle pas de toutes ces préparations difficiles et coûteuses, imaginées pour conserver frais des légumes et des fruits; je vous recommanderai seulement de renfermer dans des lieux bien secs les légumes destinés à la provision de l'hiver, tels que les haricots, les lentilles, les oignons; quant aux racines, telles que les carottes et les pommes de terre, elles demandent à être conservées dans un local légèrement humide et privé d'air. Les fruits ne se conservent que dans un endroit sec, bien fermé et dont la température puisse être constamment maintenue à peu près au même degré. Il en est de même pour les prunes, les pommes et les poires que l'on fait sécher au four pour être employées pendant l'hiver.

Leçon 10e. — **Des boissons.**

Mes chers enfants, toutes les substances dont je vous ai parlé dans les leçons précédentes sont principalement destinées à fournir à notre corps les matériaux solides nécessaires à son entretien et à son développement. Mais notre corps contient aussi des liquides ; il en sort continuellement par la peau sous forme de transpiration ; une partie est mélangée à l'air qui s'échappe de nos poumons, et le reste et sécrété par les reins et constitue l'urine. Lorsque, par suite de ces pertes, notre corps éprouve quelque malaise, nous en sommes avertis par cette sensation que vous connaissez sous le nom de soif. On satisfait à ce besoin par les boissons. Les boissons désaltèrent, fournissent des liquides au corps, facilitent la digestion des aliments, et celles qui sont fortes ont une action excitante sur tous nos organes.

On distingue trois sortes de boissons : les boissons aqueuses, les boissons fermentées et les boissons aromatiques. Nous vous dirons un mot sur chacune d'elles.

L'eau pure, l'eau sans addition de substances étrangères, est la boisson la plus naturelle, la plus propre à fournir au corps les liquides dont il a besoin ; c'est la boisson des plantes et de tous les animaux. Elle serait suffisante aux hommes pour aider leur digestion, s'ils pouvaient se soumettre à un régime simple et réglé, si la plupart d'entre eux, à cause de leurs fatigues, n'avaient pas besoin de boissons fortifiantes ou plutôt excitantes.

L'eau, non-seulement comme boisson, mais aussi comme entrant dans la composition de tous nos aliments, mérite notre attention. Voilà à quels caractères vous connaîtrez qu'elle est bonne ou nuisible à la santé : Elle doit être claire, sans odeur ni couleur, faire bien cuire les légumes secs et dissoudre complétement le savon. Les eaux pluviales recueillies dans des citernes bien construites et bien entretenues ont ces qualités. Celles des puits souvent crues cuisent mal les légumes et ne dissolvent qu'incomplétement le savon. Elles fatiguent l'estomac et peuvent compromettre la santé. Les eaux de source ont souvent les mêmes inconvénients ; on ne doit s'en servir qu'après les avoir éprouvées. Les eaux de rivière sont ordinairement meilleures, parce qu'elles sont composées à la fois d'eau de pluie et d'eau de source, et qu'elles contiennent plus d'air, ce qui contribue à les rendre plus légères. Les eaux qui proviennent de la fonte des neiges sont moins bonnes, attendu qu'elles contiennent moins d'air. Les eaux de mares et d'étangs, dues à l'accumulation des pluies, seraient saines si elles n'étaient altérées par les herbes et les petits animaux qui y naissent, y vivent, y meurent, et finissent par se décomposer. Ces eaux différentes sont facilement purifiées en les faisant passer à travers un filtre de charbon de bois.

J'ai remarqué, principalement dans les campagnes, que l'on n'apporte pas assez de soin dans le choix des eaux qui servent à notre usage. Nous prenons celle qui est à notre portée, sans examiner si elle a les qualités requises, et il suffirait souvent de faire quelques pas de plus pour nous en procurer de bonne. De là des maux d'estomac et d'autres maladies qui se développent invisiblement, et que nous pourrions facilement éviter en ne buvant que des eaux limpides et bienfaisantes. Je dois vous avertir ici du danger de boire très-froid, lorsque le corps est en transpiration. Dans cet état, on ressent une soif très-vive ; on désire des boissons froides ; si l'on s'abandonne à ce besoin, on s'expose à une maladie. On a vu des personnes mourir subitement pour avoir fait usage de boissons froides, leur corps étant en transpiration.

Leçon 11e. — **Des boissons fermentées.**

Les boissons fermentées sont le cidre, le poiré, la bière et le vin. Elles ont des propriétés excitantes qu'elles doivent à des principes qui se sont développés par la fermentation. Le plus actif de ces principes est désigné sous le nom d'alcool. Le cidre provenant du jus de pommes, auquel on a mélangé plus ou moins d'eau, est une boisson saine, désaltérante, facilitant la digestion, et assez fortifiante pour entretenir les forces de l'ouvrier. Le cidre doux qui n'a pas fermenté n'a point ces propriétés bienfaisantes ; s'il est agréable au goût, il fatigue l'estomac et même le dérange, lorsqu'il est pris en trop grande quantité.

Le poiré a les mêmes avantages que le cidre, seulement il est plus excitant. Pris sans eau, il agite, porte aux nerfs et détermine des douleurs. Il est des personnes qui ne peuvent s'y habituer. C'est la boisson qui convient le mieux, pendant l'hiver, aux ouvriers qui ont des travaux pénibles.

La bière, résultat de la fermentation de l'orge auquel, au moyen de la fleur de houblon, on joint un principe amer, a les mêmes propriétés que le cidre et le remplace avantageusement dans les pays où manquent les fruits à cidre. Ces boissons, pour être saines, doivent être bien faites et non avariées. Quand le cidre n'est pas déposé dans une cave ou cellier qui le soustrait aux variations de la température, ou bien quand il reste trop longtemps en vidange, il devient aigre, et dès lors il irrite l'estomac et les intestins, et rend malade; cet inconvénient est très-fréquent pendant la moisson, époque à laquelle il en est fait une grande consommation.

Le vin est une boisson plus forte que celles dont nous venons de parler, parce qu'il contient plus d'alcool et d'autres principes excitants. La force du vin est plus ou moins grande, selon qu'il contient plus ou moins de ces principes, et il diffère selon les vignobles qui le produisent. Nous ne parlerons ici que des effets du vin ordinaire, dont l'usage est le plus répandu. Pris en quantité modérée pendant les repas, le vin désaltère, facilite la digestion, donne une activité favorable à tous les organes ; il délasse les membres fatigués et permet de prolonger un travail pénible ; il active les sens et l'esprit, et fait, en un mot, éprouver un sentiment de bien-être général ; enfin, il serait à souhaiter que tous les travailleurs pussent en profiter.

Malheureusement, cette boisson si bienfaisante, lorsqu'on en use avec modération, par suite d'une perversion morale qu'on ne saurait trop déplorer, est souvent prise avec excès, uniquement pour flatter l'organe du goût, afin de s'égayer, comme on dit ; si on continue de boire, les idées se troublent et on tombe dans le délire. C'est l'ivrognerie, cet état de dégradation qui place l'homme au-dessous de la brute. Cette boisson alors agit comme un poison, affaiblit les organes, pervertit le cœur et l'esprit, et détruit le corps.

Les liqueurs et entre autres l'eau-de-vie, qui sont extraites du vin et de plusieurs autres substances, en ont tous les avantages, prises en petite quantité et à propos, comme, par exemple, quand on a besoin de faire un travail qui exige plus de force ; quand le temps est froid et humide. Mais ces boissons prises avec excès ont aussi tous les inconvénients du vin, et à un degré beaucoup plus prononcé, parce que l'alcool, qui en est le principe actif, étant plus concentré, l'action qu'il produit sur l'estomac et les autres organes est plus prompte et plus énergique.

Le bas prix de ces boissons les met à la portée de tout le monde. Aussi les malheurs qu'elles causent sont-ils très-fréquents; il n'y a pas de maladies épidémiques, de choléra si redouté, qui fasse autant de victimes. Dieu veuille, chers enfants, que vous ne soyez pas un jour du nombre de ces malheureuses victimes! J'aurai lieu d'insister sur ces dangers dans une prochaine leçon.

Leçon 12e. — **Des boissons aromatiques.**

Mes chers enfants, les boissons dont je vous ai parlé dans les deux leçons qui précèdent sont les plus usuelles dans les contrées où le vin et les fruits à cidre sont inconnus. Comme l'usage des boissons aromatiques tend à se répandre parmi nous, je dois vous en dire un mot.

Les infusions de thé et de café ont à peu près les mêmes propriétés que les boissons fermentées; elles sont échauffantes, agitent les nerfs, font battre le cœur plus fort et plus vite, éloignent ou troublent le sommeil. Ces effets ont lieu principalement chez les personnes qui n'y sont pas habituées.

Le thé et le café sont des produits des pays chauds. Appropriés aux besoins des habitants de ces contrées, ils conviennent également dans les contrées humides, où la température tend à amollir et à affaiblir le corps. Tenons-nous-en aux boissons qui nous sont fournies par notre pays, elles sont mieux en rapport avec notre constitution. Les boissons obtenues avec des substances provenant de pays étrangers ne sont guère employées chez nous que comme boissons d'agrément. N'en usez qu'avec modération. Elles ont moins d'inconvénient mêlées au lait, et servent à tremper le pain. Elles peuvent concourir à former un premier repas suffisant pour les femmes et les hommes occupés à des travaux sédentaires qui exigent peu de forces.

Je veux aussi, chers enfants, vous apprendre comment doit être faite la boisson des malades.

On désigne généralement sous le nom de tisane les boissons des malades. L'eau en est la base. Veillez d'abord à ce qu'elle soit de bonne qualité et à ce que les vases qui doivent la contenir soient propres. Les tisanes qui sont faites avec des fleurs ou des feuilles doivent être une infusion, c'est-à-dire que l'on verse de l'eau bouillante dans le vase qui contient les fleurs ou les feuilles ; on couvre le vase, et l'infusion est faite quand le liquide est refroidi. Pour obtenir les sucs contenus dans les racines, les graines, les tiges ou écorces, il faut les faire bouillir plus ou moins longtemps, selon qu'elles sont sèches ou fraîches. Les graines, telles que l'orge, le gruau, le riz et autres, exigent une décoction prolongée assez longtemps pour que ces graines soient ramollies et l'écorce qui les enveloppe entièrement déchirée. Toutes ces boissons sont adoucies ordinairement avec du miel, quelquefois avec du sucre, selon les prescriptions du médecin. Quand on se sert du miel, il faut faire bouillir l'eau qui le contient jusqu'à ce qu'elle soit complétement dépouillée des impuretés qui montent à la surface sous forme d'écume. Je ne vous dirai rien de toutes ces boissons faites avec des sirops acides ou aromatisés : ce sont des boissons de luxe.

Leçon 13e. — **Du régime.**

Vous connaissez, mes chers enfants, les aliments et les boissons qui sont propres à nourrir le corps et à réparer les pertes qu'il fait continuellement. Mais il ne suffit pas de les connaître, il faut encore que vous sachiez vous en servir. Autrement, si c'est la gourmandise et non la raison qui vous guide, si vous ne vous mettez à table que pour flatter votre goût et non pour entretenir la vie de votre corps, ou acquérir des forces pour le travail, vous vous exposez à vous faire mal de deux manières : d'abord en mangeant et en buvant au delà de vos besoins, ensuite en usant des substances qui peuvent être nuisibles à votre santé. Il faut donc que vous adoptiez une règle de conduite dans le choix de vos aliments et dans l'heure de vos repas : c'est ce qui constitue le régime.

Il y a, mes enfants, autant d'inconvénient à

avoir un régime trop recherché, qu'un régime négligé ou composé de mauvais aliments ou de mauvaises boissons. Dans le régime, comme dans tous les actes de notre vie, le bien consiste à obéir à nos besoins naturels et à les satisfaire par les moyens que la raison, éclairée par une saine morale, nous apprend être les meilleurs. Ainsi, il est de règle de ne manger ni de ne boire que quand la faim et la soif se font sentir. Cette sensation de la faim et de la soif nous a été donnée par la nature pour nous avertir que notre corps a besoin de nouveaux matériaux destinés soit à le développer pendant la jeunesse, soit à réparer les pertes qu'il fait continuellement. Cette sensation doit donc être satisfaite; autrement le corps souffre, et il ne tarderait pas à périr, s'il était privé de tout aliment pendant un certain temps.

Du'un autre côté, il ne faut pas donner au corps plus d'aliments qu'il n'en peut supporter, ou, autrement dit, il ne faut pas manger sans avoir faim. Si vous introduisez des aliments dans un estomac qui n'en demande pas, il en résultera un malaise, et quelquefois des maladies; ou bien une aggravation ou prolongation de maladie, si le défaut d'appétit provient, comme il arrive souvent, d'un état maladif du corps. La quantité des repas faits chaque jour doit être en rapport avec les besoins du corps. Ainsi, chez les enfants et chez les ouvriers qui exécutent des travaux fatigants et en plein air, les repas doivent être rapprochés. Quatre repas peuvent être nécessaires aux moissonneurs dont le travail commence avant le lever du soleil, et ne finit qu'après son coucher. Pour d'autres ouvriers trois repas suffisent. Chez les personnes âgées ou sédentaires, la digestion est plus lente; elles perdent moins; deux repas peuvent satisfaire à leurs besoins.

Les heures de repas doivent être réglées. L'estomac s'accoutume à fonctionner à la même heure, et il digère mieux quand il n'est pas dérangé de ses habitudes. Si, au contraire, il est dérangé dans ses fonctions habituelles, la digestion se fait mal, les aliments ne profitent pas, et il souffre. Il est donc utile que vous sachiez ce qui peut compromettre la digestion. Mettons en première ligne la reprise immédiate, après le repas, d'un travail actif ou d'un exercice violent. L'usage accorde à l'ouvrier une heure pour chacun de ses repas; qu'il le fasse pendant la première partie de ce temps, afin que la digestion se trouve déjà bien avancée lorsqu'il reprendra son ouvrage. La digestion est encore compromise par un sommeil pris peu de temps après le repas. Enfin les fonctions de l'estomac seraient tout à fait interrompues, et il s'ensuivrait un profond malaise, si l'on prenait les bains quelques instants après avoir mangé; il faut donc attendre, pour prendre un bain, que la digestion soit complétement terminée, ce qui n'a lieu qu'après un intervalle de trois heures au moins.

Pour ce qui regarde les différents mets qui entrent dans la composition des repas, ils varient selon la saison et le pays. En général, les repas doivent être pour tous assez nourrissants et d'une digestion facile. Pour les ouvriers, il faut qu'ils réunissent à ces avantages celui d'être à bon marché. Le pain, les légumes frais et secs, les fruits et les aliments fournis par les animaux procurent abondamment, partout et en toute saison, des aliments sains et à la portée de tout le monde.

Comme vous avez appris à connaître la valeur nutritive des substances qui servent à la nourriture de l'homme, il vous sera facile de choisir celles qui seront appropriées à vos besoins.

Je vous ferai aussi observer que le maigre, qui nous est prescrit par l'église à certains jours et à certaines époques de l'année, est très-favorable à la santé, parce qu'un régime animal constamment suivi tend à mettre le corps dans un état d'échauffement qui favorise le développement des maladies. C'est ce qui arrive au printemps, où le corps, comme tous les êtres qui couvrent la terre, éprouve un état de surexcitation dont les fâcheux effets peuvent être prévenus par l'usage d'aliments maigres pris à cette époque.

Leçon 14e. — **Sur les vêtements et habitations.**

Pour que les fonctions de la peau s'accomplissent sans le moindre obstacle, c'est-à-dire pour que rien ne s'oppose à ce qu'elle livre passage aux matières qui doivent être expulsées du corps, elle doit être revêtue de manière à être protégée contre les variations de l'air et les intempéries des saisons. Les vêtements sont encore nécessaires pour couvrir certaines parties du corps dont la nudité répugne au sentiment de la pudeur. On devrait donc, pour le choix des tissus et la forme à donner aux vêtements, s'attacher principalement à ce qui est le plus propre à remplir ce double but. Malheureusement il n'en est pas ainsi. L'usage et la mode règlent, selon leur caprice, la matière et la confection des habillements. Il ne m'appartient pas de lutter ici contre les usages reçus, ni d'établir rigoureusement de quelle manière les différentes espèces de vêtements devraient être confectionnés; je poserai seulement quelques règles dont on ne peut s'éloigner sans compromettre sa santé.

La chemise en contact avec la peau, en toile ou en coton, doit être assez ample et ne comprimer aucune partie du corps, principalement le col. Le ventre et les jambes sont revêtus d'un pantalon dont le tissu doit varier selon la saison; il doit être soutenu par des bretelles et une ceinture qui servent de soutien au ventre de manière à n'en pas gêner le développement. Le tronc et les bras sont recouverts de vêtements que l'on désigne sous le nom de gilets, habits, blouses. L'étoffe de ces vêtements, ainsi que des pantalons, doit varier aussi selon les saisons; ils doivent être amples, et ne gêner en rien les mouvements des bras et de la poitrine.

Les jambes et les pieds sont protégés par de plus petits vêtements. Les bas appliqués sur la peau sont d'un tissu plus ou moins chaud selon la saison. Il faut les changer souvent parce qu'ils se salissent promptement. Les pieds en contact avec le sol ont besoin, en outre, d'être garantis par des chaussures impénétrables et résistantes, pour que la marche soit ferme et qu'ils soient à l'abri de toute blessure. Ces chaussures, auxquelles on donne le nom de bottes, de souliers ou de sabots, ne doivent être ni trop longues ni trop étroites. Le col chez les hommes est garni d'un lien qui a reçu le nom de cravate. Cette partie de notre habillement a été introduite par la mode; et n'est d'aucune utilité. Pour qu'elle n'ait pas d'inconvénients, il faut éviter de la serrer.

Les cheveux sont le vêtement naturel de la tête; nos habitudes nous obligent à en diminuer la longueur. Pour soustraire la tête aux intempéries des saisons, il est nécessaire de porter une coiffure ; elle doit être légère dans les temps chauds, plus épaisse dans les temps froids, et composée d'un tissu qui diminue la chaleur du soleil, et ne se laisse pas pénétrer par l'eau de la pluie. Toujours les coiffures doivent être aisées et ne pas comprimer la tête.

On s'expose à contracter des maladies en gardant sur le corps des vêtements mouillés par la sueur ou par la pluie. Si on ne peut pas en changer immédiatement, il faut, par un exercice suffisant, entretenir la chaleur du corps jusqu'au moment où les vêtements pourront être renouvelés.

Outre les vêtements dont nous venons de parler, l'homme a encore besoin, pour se prémunir des injures de l'air et s'abriter pendant la nuit, d'une autre espèce d'abri auquel on a donné le nom d'habitation.

Les habitations sont favorables ou nuisibles à la santé, selon qu'elles sont plus ou moins bien disposées. Elles sont favorables à la santé, si elles sont sèches et convenablement aérées. Au contraire, elles la compromettent gravement si elles sont humides, c'est-à-dire si le sol ou le plancher est plus bas que les couches de terre qui avoisinent les murs, si les eaux pluviales ou ménagères n'ont pas d'écoulement, si les murs nouvellement construits ne sont pas entièrement secs. Le même danger existe pour les habitations qui ne sont pas suffisamment aérées; c'est ce qui a lieu lorsqu'elles n'ont pas assez d'ouverture, ou que les fenêtres restent constamment fermées. Dans ce cas, l'air n'étant pas renouvelé exerce insensiblement sur le sang qu'il pénètre, et, par suite, sur tout notre corps une action qui engendre des maladies graves, et abrége la vie. De là la nécessité de larges fenêtres mobiles, que l'on doit ouvrir chaque jour, même en hiver, pendant une heure au moins, afin de donner passage aux rayons bienfaisants du soleil, ou du moins à un air pur et vivifiant qui remplace l'air vicié de l'appartement. Ces précautions sont surtout indispensables pour les pièces dépourvues de cheminées, échauffées par un poêle, et dans lesquelles l'air ne peut entrer que par les portes quelquefois calfeutrées. Elles sont d'une absolue nécessité pour les écoles et les salles d'asile, où l'air vital est promptement absorbé par la respiration du grand nombre d'enfants qui y sont renfermés, et généralement pour tous les lieux où séjournent un grand nombre d'hommes.

Leçon 15e. — **De la respiration.**

Mes chers enfants, je vous ai parlé dans mes précédentes leçons des aliments destinés à nourrir notre corps, à le développer, à entrer dans sa composition. Vous vous rappelez aussi que la partie nutritive des substances qui servent à notre alimentation est mêlée au sang. Mais ce liquide pur, afin qu'il ait la proprieté d'entretenir la vie, a besoin lui-même de subir une nouvelle préparation qui le vivifie et le renouvelle. Cette importante opération a lieu dans les poumons Chaque fois que nous respirons, une masse d'air s'introduit dans notre poitrine; une colonne de sang pénètre en même temps dans les poumons. Là, l'air et le sang, séparés seulement par une peau très-fine qui en empêche le mélange complet, se rencontrent et font un mélange entre eux; le sang se débarrasse d'une partie de l'eau et du mauvais air qu'il contient, et l'air lui communique un gaz pur et bienfaisant. Cette opération a pour résultat d'épurer le sang noir, de le vivifier, et de lui donner la propriété de porter la vie dans toutes les parties du corps où il est distribué par des conduits que l'on désigne sous le nom d'artères. Il acquiert aussi, par suite de l'action de l'air, une chaleur plus grande, et de noir qu'il était il devient rouge. Ces renseignements étaient nécessaires, ce me semble, mes chers enfants, pour vous faire comprendre combien il importe à votre santé de respirer un air sain et pur; puisque, comme je viens de vous le dire, chaque fois que nous respirons, l'air entre dans notre corps, et une partie est mêlée au sang comme les aliments dont nous nous sommes nourris.

En général, on reconnaît que l'air est sain quand il n'a pas d'odeur, quand il n'est pas trop humide, quand on n'éprouve pas de gêne en respirant, et quand les hommes et les animaux qui vivent habituellement dans cet air se portent bien. Il est ordinairement sain dans les campagnes bien cultivées, dans les villes bien disposées, et dans les habitations bien tenues.

Beaucoup de soins sont nécessaires pour que l'air que nous respirons soit sain ; car il peut être altéré par beaucoup de causes. Voici les principales :

L'air est altéré dans sa composition par la respiration des hommes et des animaux, et par l'action du feu. Les animaux en respirant, et les corps allumés en brûlant, consument la partie vitale de l'air et lui substituent un gaz qui le rend malsain; de là aussi le danger d'habiter une pièce échauffée avec du charbon ou de la braise, quand elle n'est pas assez aérée.

L'air est encore vicié par les gaz malsains émanant de tous les corps organisés qui meurent et se décomposent. Cette source de mauvais air est très-considérable, parce que tous les êtres organisés, tant végétaux qu'animaux qui se tor vent sur la terre et au milieu des eaux, meurent et corrompent l'air en passant à l'état de pourriture. Nous vivons au milieu de ces matières perpétuellement en décomposition, et l'air qui s'introduit dans les poumons est plus ou moins imprégné des gaz qu'elles produisent. Il ne faut donc pas s'étonner que l'air exerce sur nous une si grande inflence, et qu'il porte quelquefois dans notre corps, en s'y introduisant, le germe d'un grand nombre de maladies.

Leçon 16e. — De l'altération de l'air et des moyens de le purifier.

Vous connaissez maintenant, chers enfants, les différents poisons qui sont contenus dans l'air, et qui le rendent malsain ; vous en êtes peut-être effrayés. Je vous rassurerai aujourd'hui en vous disant que les feuilles des arbres et toutes les parties vertes des plantes ont la propriété d'absorber ce gaz malsain qui sort perpétuellement de la poitrine des animaux et de celle des hommes, ainsi que le gaz fourni par les corps qui brûlent; que les vents, les pluies et les orages purifient l'air en le faisant circuler, en le lavant, et par d'heureux mélanges opérés dans les régions supérieures, le rendent sain et propre à la respiration. Je n'essaierai pas, mes chers enfants, de vous faire comprendre ces grands mystères de la création ; je ne puis, à cette occasion, que me joindre à vous pour admirer la puissance et la bonté du Créateur qui a établi un tel ordre dans notre monde, que tout y est disposé de manière à purifier notre air vital sans cesse altéré par tant de causes. Si nous pouvons nous reposer sur la Providence pour la purification de l'air considéré d'une manière générale, il n'en est pas ainsi pour les cas particuliers. L'homme a besoin de faire usage de l'intelligence que Dieu lui a donnée pour se soustraire à une multitude de causes qui corrompent l'air autour de lui.

Ainsi, dans les contrées couvertes d'eaux stagnantes, dans les endroits marécageux où des milliers de petits animaux naissent et meurent perpétuellement, la composition de l'air est profondément altérée, et, par suite, la constitution des habitants est chétive et souffrante. Il en est de même dans les grands centres de population lorsque les rues et les habitations ne sont pas suffisamment aérées et ne sont pas tenues proprement. L'air est encore vicié par l'insuffisance des ouvertures des habitations, par l'accumulation des immondices et des fumiers auprès des maisons, par la conservation dans les chambres à coucher de fleurs, fruits, légumes et laitage en fermentation. Il suffit d'indiquer ces causes pour que chacun, avec un peu de bon vouloir, puisse les éviter.

Lorsqu'un air vicié est accumulé dans un lieu circonscrit, les effets qu'il produit sont instantanés; c'cst ce qui arrive dans les chambres où l'on brûle du charbon ou de la braise, dans les lieux où fermentent le raisin et l'orge, pour la fabrication du vin et de la bière, et quand on néglige d'établir un courant d'air dans les fosses d'aisances. Dans ces circonstances, la respiration de l'air ainsi vicié détermine l'asphyxie qui consiste dans une perte de connaissance ; le cœur ne bat plus ; la respiration est suspendue, et la mort suit de près si cet état se prolonge quelques minutes. Ces terribles effets se produisent également toutes les fois que l'air ne pénètre plus dans les poumons, comme il arrive aux noyés et aux personnes étranglées.

Dans ces différents cas, où le moindre retard pourrait causer la mort, on doit recourir promptement au médecin; et, en attendant qu'il arrive, il faut sortir l'asphyxié du lieu où il était tombé, le mettre au grand air, desserrer ses vêtements, faire des frictions irritantes sur tout le corps, et principalement sur la poitrine, et, s'il reste quelques mouvements de respiration, s'empresser de les ranimer en plaçant sous le nez des odeurs fortes et pénétrantes. S'il s'agit de strangulation, il faut immédiatement couper la corde ou le lien qui l'a occasionnée, sans se croire dans l'obligation d'attendre la présence d'un agent de l'autorité. La crainte mal fondée de se compromettre peut causer la mort d'une personne qu'il était peut-être possible de sauver.

Leçon 17e. — Des excrétions du corps.

Vous savez, chers enfants, tout ce qu'il faut faire pour vous préserver des maladies qui pourraient provenir de l'entrée dans votre corps de mauvais aliments et d'un air altéré dans sa composition. Je vous dirai aujourd'hui qu'il ne faut pas apporter moins de soins pour que tout ce qui doit sortir de votre corps ne rencontre point d'obstacles.

Des matières plus ou moins solides de notre digestion, mêlées à des liquides que vous connaissez sous le nom de bile ou de glaires, sortent du corps; il en est de même de l'urine dont notre corps doit être également débarrassé, et de la partie aqueuse contenue dans l'air qui s'échappe de nos poumons. Il sort encore à travers de notre peau une grande quantité de liquides désignés sous le nom de sueur ou de transpiration. Ces différents liquides sont composés des débris du corps ou des matériaux qui, ayant servi à sa composition, sont usés et doivent en être expulsés, sans quoi la santé serait compromise.

Ces explications vous feront comprendre, mes enfants, l'utilité de veiller à ce que rien n'empêche de rejeter du corps toutes ces matières que l'on désigne sous le nom d'excrétions.

Pour ce qui regarde les soins qu'exigent les sécrétions des intestins, je n'ai rien à vous dire de particulier. Un bon régime suffit ordinairement pour que cette fonction s'exécute régulièement. Je veux seulement vous prévenir qu'il est dangereux de prendre pour se purger tous ces médicaments que vendent les charlatans contre la bile, les vents, les glaires et les vers. Ces prétendus remèdes font tous les jours bien des victimes.

La peau qui enveloppe tout le corps, et au travers de laquelle il sort continuellement des matières, doit, à cause de cela, attirer notre attention. Elle est percée d'une multitude d'ouvertures appelées pores qui peuvent être bouchées par la crasse ou par la poussière ; elles peuvent être aussi resserrées par le froid, et empêcher ainsi de livrer passage à la transpiration ; de là, la nécessité de tenir la peau propre et convenablement couverte. Les parties de la peau, habituellement découvertes, telles que la figure et les mains, exposées à être salies par la poussière ou autre chose, doivent être lavées au moins tous les jours. Les pieds et la tête où s'opère une sécrétion abondante de matières grasses demandent aussi un soin tout particulier ; les pieds doivent être lavés au moins toutes les semaines, et les cheveux peignés et brossés tous les matins pour déboucher les pores d'où sortent des substances grasses qui, en se désséchant, formeraient un enduit imperméable. Tout le reste de la surface du corps n'a pas moins besoin d'être nettoyé ; il suffirait de le laver entièrement tous les mois, et on ne peut le bien faire qu'en prenant des bains. Mais cet usage n'étant pas dans nos mœurs, je vous demanderai ce qui est à la portée de tout le monde, de prendre, en usant des précautions dont nous parlerons dans une prochaine leçon, trois ou quatre bains pendant l'été à l'eau courante ou dans une baignoire, et de faire les lavages habituels dans les parties du corps où la peau se couvre de crasse. Ne croyez pas, mes enfants, que la propreté soit une chose de luxe.

Ce que nous vous dirons avec plus de détails dans une prochaine leçon vous prouvera que tout cela n'est pas moins nécessaire pour la conservation de votre santé que les soins à prendre pour le choix de votre nourriture, et pour rendre meilleur l'air que vous respirez.

LEÇON 18e. — De la propreté et de l'ordre.

Dans une précédente leçon, j'ai indiqué les mesures nécessaires à la propreté du corps ; mais ces soins seraient insuffisants et presque inutiles, s'ils ne s'étendaient pas à tout ce qui entoure le corps, à tout ce qui est à son usage, et si enfin l'ordre, inséparable de la propreté, faisait défaut.

D'abord la propreté consiste à nettoyer les vases et les ustensiles qui servent à la préparation des aliments. Ils doivent être lavés, essuyés et conservés dans un lieu sec et à l'abri de la poussière. Les vases de cuivre surtout exigent un soin tout particulier. S'ils sont mal étamés, ils se couvrent de vert-de-gris, poison très-dangereux et si commun qu'il peut être considéré comme un poison domestique. Le même danger existe, lors même qu'ils sont bien étamés, si l'on y conserve des substances acides, grasses ou rancies. Il arrive aussi que les canelles de cuivre, placées aux tonneaux qui contiennent des boissons plus ou moins acides, sont souvent couvertes d'une couche de vert-de-gris dont une partie mêlée aux boissons peut nuire à la santé. Les causes qui déterminent le vert-de-gris sont donc, comme vous le voyez, fort nombreuses et je puis vous assurer qu'un grand nombre de coliques sont dues à la présence de ce poison. Veillez donc à ce que tous les ustensiles en cuivre soient bien propres; n'y laissez jamais refroidir ou séjourner aucun liquide ; et, si vous le pouvez, remplacez-les par des vases d'une autre matière.

La propreté doit aussi s'étendre à vos vêtements et au linge qui se trouve en contact avec le corps. La chemise surtout, qui absorbe la sueur et les autres excrétions de la peau, et qui, pour cette raison, se salit promptement, doit être renouvelée au moins une fois toutes les semaines ; plus souvent même dans la saison de l'été, alors que le corps se trouve dans un état presque permanent de transpiration. Les autres vêtements doivent être aussi tenus dans une grande propreté.

Comme ils sont continuellement salis par les émanations du corps et par le contact des choses extérieures, il résulte de cette double cause qu'ils sont imprégnés de matières âcres, irritantes et d'une odeur désagréable. Dans cet état, ces vêtements sont malsains et peuvent être considérés comme un foyer d'infection, fournissant des gaz qui altèrent l'air et favorisent le développement de la vermine. De là ces maladies de la tête et de la peau qui sont a la fois un objet de dégoût et de pitié.

Il n'importe pas moins à notre santé de tenir les lits proprement. Comme le corps y séjourne pendant toute la durée du sommeil, il est nécessaire d'en renouveler les draps au moins une fois tous les mois, et même plus souvent pour ceux qui peuvent le faire.

Les lits de plume en usage dans beaucoup de localités, mal entretenus et imprégnés de miasmes provenant de plusieurs générations, nées, malades et même mortes sur ces lits, sont malsains et dangereux. Il vaudrait mieux coucher sur des matelas qui n'exigent d'autres soins que d'être exposés à l'air par des temps chauds et rebattus de temps en temps. A défaut de matelas, des lits de paille d'avoine, de fougère, de foin ou mieux, de mousse bien séchée, les remplaceraient convenablement. Il suffirait de les renouveler tous les six mois.

Vous aurez donc soin, mes enfants, autant dans l'intérêt de votre santé, que pour n'être pas un objet de dégoût aux personnes avec lesquelles vous vivez, d'avoir toujours du linge propre sur votre corps, de battre et de brosser vos vêtements avant de les renfermer ou de vous en servir, d'exposer de temps en temps vos lits au soleil, afin que les gaz malsains qu'ils renferment s'en échappent, et ces soins de propreté devront aussi s'étendre à vos meubles, à vos outils, à vos habitations, en un mot à tous les objets qui servent à votre usage.

A la propreté vient se joindre naturellement l'ordre sans lequel elle ne peut exister que difficilement. Et ici je m'adresse principalement aux jeunes filles à qui sera réservé plus tard d'établir et de maintenir l'ordre dans un ménage.

L'ordre consiste à assigner une place à chaque ustensile, à chaque meuble, à chaque vêtement; à ne déplacer aucun de ces objets sans avoir soin de le remettre au lieu où on l'a pris, à ne resserrer les vêtements et le linge après le blanchissage qu'après les avoir soigneusement visités et raccommodés, s'il y a lieu. Il n'y a rien qui contribue autant à la conservation et à la durée des objets que ces divers soins et cet entretien journalier.

Ces deux précieuses qualités, l'ordre et la propreté, sont nécessaires à tous les âges, et, comme toutes les habitudes de la vie, elles ont des racines d'autant plus profondes, on les met en pratique d'autant plus facilement qu'on a travaillé de bonne heure à les acquérir. Voilà pourquoi, chers enfants, je vous engage à prendre, dès l'âge le plus tendre, la bonne habitude de tenir votre corps et vos vêtements dans un état de grande propreté, de mettre en ordre les objets dont vous vous servez, soit chez vous, soit à l'école, de veiller à leur conservation, en un mot d'être maintenant ce que vous devez être toute votre vie.

Un extérieur sale et des vêtements mal tenus annoncent communément que l'état de l'âme ne vaut guère mieux ; raison de plus pour que vous teniez compte de mes recommandations à ce sujet. Et ne croyez pas qu'il faille être riche pour être proprement vêtu et avoir un extérieur convenable. L'ordre et la propreté nécessaires pour tout le monde sont surtout indispensables aux familles peu favorisées de la fortune et qui ne peuvent remplacer leur mobilier si elles le laissent détériorer faute de soins.

Il est facile de suppléer à la richesse ; il ne faut que du soin, de l'eau et du fil employés avec intelligence pour donner un certain éclat à des meubles, à des vêtements modestes, tandis que l'on voit souvent des vêtements chers, qui, mal entretenus, ressemblent à des haillons et déshonorent ceux qui les portent. Enfin, je dirai aux jeunes filles ; Apprenez de bonne heure à manier l'aiguille : ce petit instrument bien employé, bien dirigé, sera la source de l'ordre, de la propreté. de l'économie dans le ménage, et, par suite, contribuera à la santé et au bien-être de la famille.

Leçon 19e. — **Hygiène des sens.**

Mes chers enfants. dans mes précédentes leçons je me suis borné à vous donner des préceptes d'hygiène sur les fonctions qui président à la conservation matérielle du corps. Aujourd'hui, je vais vous parler de l'hygiène des sens ou, autrement dit, des sens qui nous mettent en communication avec tout ce qui existe dans la nature. Ces organes, comme je vous l'ai déjà dit, sont au nombre de cinq; ce sont : le toucher, qui nous fait connaître la consistance et la forme des corps; la vision, qui nous en fait apprécier la distance, la couleur et aussi la forme; l'odorat, qui nous fait distinguer les odeurs variées qui les caractérisent; l'ouïe, au moyen de laquelle les sons nous sont transmis, et le goût, qui nous apprend la saveur propre à chaque aliment.

Ces sens, comme vous voyez, peuvent être considérés comme des espèces de portes, par lesquelles entrent les sensations que produisent sur nous les choses extérieures. C'est aussi par le moyen de nos sens que notre intelligence reçoit des connaissances qui la développent et l'éclairent, et s'il arrive que l'un de ces sens soit affaibli ou perdu, nos facultés intellectuelles se trouvent par le fait même amoindries et comme entravées dans leurs fonctions. De là, la nécessité de les conserver en bon état. Je vais essayer de vous en indiquer les moyens.

Le toucher, qui a lieu sur toute la surface de notre corps, s'exerce particulièrement par l'extrémité des doigts. Concentré dans ce point, on le désigne sous le nom de tact.

Le tact est très-sensible, lorsque la peau qui

recouvre la pulpe de nos doigts est mince et molle. Chez beaucoup d'ouvriers, cette partie de la peau étant épaisse et durcie, la sensation est amoindrie. La délicatesse de ce sens n'est indispensable que pour les individus spécialement occupés à des travaux qui exigent de la finesse et de la précision. Elle est très-grande chez les aveugles, qui suppléent par leurs doigts à la vue dont ils sont privés.

Le sens de la vue peut être altéré par un exercice trop assidu : ce qui arrive lorsque les yeux fixent continuellement des objets petits et très-éclairée

On prévient dans ce cas la fatigue des yeux en les reposant et en les lavant avec de l'eau fraîche ; quelquefois la vue se trouve affaiblie par suite du grand âge; dans ce cas on peut y remédier au moyen de lunettes appropriées au degré d'affaiblissement. Lorsque nos yeux sont exercés sur des objets variés et des distances plus ou moins grandes, nous les conservons longtemps en bon état.

Le sens de l'ouïe n'est pas constamment en activité comme celui de la vue; il se repose dans le silence et même au milieu du bruit quand par habitude on cesse d'en être impressionné.

Les grands bruits, les violentes détonations peuvent déranger les différentes parties qui forment l'organe de l'ouïe et causer la surdité.

Cette infirmité est due très-souvent chez les vieillards à l'accumulation, dans le conduit extérieur de l'oreille, d'une matière qui s'y forme sans cesse, s'y durcit quand elle n'est pas enlevée, et forme un bouchon qui s'oppose à l'impression du son sur le tympan. On prévient cette surdité en tenant ses oreilles propres; on la guérit en les nettoyant.

Je n'ai que peu de mots à vous dire sur l'hygiène du goût et de l'odorat. Ces deux sens sont altérés, quand la bouche et l'intérieur du nez sont malades. Le sens du goût est ordinairement affaibli ou détruit chez les personnes atteintes d'une maladie quelconque : c'est un bienfait de la nature; c'est un avertissement dont il faut profiter pour ne pas prendre des aliments qui seraient nuisibles. Le tabac à priser, pris habituellement, affaiblit l'organe de l'odorat, comme les substances fortes, âcres et irritantes pervertissent l'organe du goût. Et ici, chers enfants, je dois vous signaler les inconvénients graves produits par le tabac à fumer ; convertis en fumée, les principes âcres contenus dans le tabac se mêlent à la salive et à l'air, entrent dans les poumons et l'estomac, passent dans le sang et pénètrent dans toutes les parties du corps où ils exercent une action fâcheuse, principalement sur le cerveau. Ces effets du tabac sont bien évidents chez les jeunes gens dont le développement n'est pas achevé; il affaiblit l'intelligence et compromet la santé.

Le danger que je signale est bien commun depuis que l'usage du tabac s'est répandu dans une proportion si alarmante et d'une manière aussi générale, sans distinction d'âge ni de classe, et j'aurai rendu un grand service à ceux que mes conseils empêcheront de contracter la funeste habitude de fumer.

LEÇON 20e. — **Influence du moral sur le physique.**

Mes chers enfants, jusqu'à présent tous les conseils hygiéniques que je vous ai donnés ne s'appliquent qu'à la matière de notre corps. Ils conviendraient également, au moins pour la plus grande partie, aux animaux qui réclament les mêmes soins.

Mais, vous le savez, nous sommes supérieurs aux animaux ; nous les dominons, nous pouvons nous en faire obéir, ou les détruire quand il nous plaît.

Cette supériorité, ce n'est pas à une meilleure constitution physique que nous la devons ; car, sous ce rapport, beaucoup d'animaux nous sont supérieurs, beaucoup d'entre eux nous surpassent, soit par la force du corps, comme le lion, l'éléphant, le bœuf ; soit par l'agilité de leurs pieds, comme le cerf, le cheval ; soit par la perfection de leurs sens, comme le chien, le chat, qui ont l'ouïe plus subtile, l'odorat plus fin, et surtout les oiseaux qui ont les yeux plus perçants. Ajoutez à cela qu'ils ont dans la fourrure dont tout leur corps est couvert, comme un vêtement naturel qui se renouvelle sans cesse, avantage dont nous sommes privés.

En quoi consiste donc cette supériorité que nous avons sur les animaux? Je vous en ai dit quelques mots à la fin de ma troisième lecon; elle consiste en ce que nous avons reçu de Dieu une âme créée à son image et à sa ressemblance, immortelle comme lui, capable de le connaître et de l'aimer; intelligente, libre de choisir entre le bien et le mal. Don sublime, admirable privilége! qui doit exciter notre reconnaissance et nous faire bénir l'auteur d'un si grand bienfait. Mais, chers enfants, si le Créateur de toutes choses a mis en nous un principe immatériel, un esprit intelligent qui pense, qui veut, qui fait mouvoir notre corps, ce don ineffable nous impose des devoirs sacrés, des obligations nombreuses tant envers Dieu qu'à l'égard de nos semblables. Ces devoirs, il ne m'appartient pas de vous les enseigner; cette mission est confiée aux ministres de la religion qui sont les médecins de l'âme, comme je le suis du corps. Seulement je dois vous dire que, parmi ces devoirs, il en est quelques-uns dont la violation compromet la santé du corps, peut entraîner des maladies dangereuses et abréger nos jours. Et il ne faut pas que cela vous étonne, mes chers enfants, notre corps est l'ouvrage de Dieu, aussi bien que notre âme; il en connaît tout le mécanisme, toutes les parties, infiniment mieux qu'un habile ouvrier ne connaît la machine qu'il a fabriquée lui-même.

Il sait donc mieux que nous les soins que ce corps exige, le régime qui lui convient, la mesure du travail qu'on peut lui donner, la nourriture la plus propre à son développement et à son entretien. Lors donc que Dieu nous fait tel commandement, nous défend telle action, lorsque, par exemple, il nous ordonne de nous reposer le dimanche; croyez, chers enfants, que ce tendre père n'a pas moins en vue le bien de notre corps que les intérêts éternels de notre âme. Et si, par malheur, il vous arrive de fouler aux pieds ses saintes lois, de méconnaître les sages prescriptions de la religion, soyez sûrs que le châtiment ne se fera pas attendre : la maladie, les infirmités et toutes les autres misères que la vie entraîne à sa suite viendront fondre sur vous, et vous porterez, dès cette vie, dans votre corps, la peine de votre désobéissance aux lois de votre Créateur.

De plus, il existe une union si étroite entre l'âme et le corps, que l'une ne peut être affectée sans que l'autre ne le soit également. Si, par exemple, notre âme est en proie à la douleur, à la tristesse, à un profond découragement, aussitôt nos organes éprouvent un malaise qui les empêche de fonctionner régulièrement et qui, s'il se prolonge, finit par se changer en une maladie sérieuse. Combien de personnes ont été conduites au tombeau par un chagrin profond et concentré, et par d'autres impressions trop violentes. Au contraire, si notre âme est dans la joie, si aucune inquiétude sérieuse ne vient troubler notre existence, cet heureux état nous fait éprouver une sensation agréable, un certain bien-être qui favorise et rend régulier l'exercice de toutes les fonctions chargées de l'entretien et de la conservation du corps, et, par suite, nous place dans des conditions favorables à la santé et à la prolongation de la vie. Voilà pourquoi un malade qui a l'esprit tranquille, dont la conscience est en repos, guérit plus vite et plus facilement qu'un autre qui n'a pas cette paix du cœur, tant il est vrai que la religion embrasse tout l'homme, et que le corps, aussi bien que l'âme, a sa part des bienfaits que cette fille du ciel ne cesse de répandre sur l'humanité souffrante.

Cette vérité, que vous ne comprenez pas encore très-bien, mes chers enfants, se développera naturellement dans les leçons suivantes. Là, en opposant les vices, que notre sainte religion nous apprend à détester, aux vertus qu'elle nous enseigne, je vous ferai voir combien les passions, si on ne parvient pas à les dompter, nuisent à notre santé, entraînent de longues maladies et souvent avancent l'heure de notre mort, tandis que les vertus opposées contribuent au bien-être physique comme à la paix de l'âme.

LEÇON 21e. — **Prévoyance, avarice.**

Dieu a déposé en nous, dans l'intérêt de notre conservation, un sentiment que l'on peut désigner sous le nom de prévoyance, parce qu'il nous porte à prévoir nos besoins futurs, à faire quelques provisions quelques réserves pour parer aux incertitudes de l'avenir. Ce sentiment existe sous forme d'instinct chez la fourmi qui amasse l'été pour l'hiver, et qui, sous ce rapport, nous donne une leçon dont l'homme dissipateur et prodigue devrait bien profiter.

La prévoyance, lorsqu'elle ne va pas au delà des bornes prescrites par la religion, est louable, et le sage, dans les livres saints, semble nous la recommander, puisque c'est à ce texte sacré que j'ai emprunté tout à l'heure l'exemple de la fourmi. L'Église même, dont nous pouvons imiter en tout les sages institutions, permet d'établir des caisses de retraite ou de prévoyance pour ceux de ses ministres que l'âge ou les infirmités empêchent de se livrer aux travaux du saint ministère.

Celui qui a le sentiment de la prévoyance travaille avec ardeur pendant tout le temps de sa jeunesse. Alors qu'il peut gagner au delà de son nécessaire, il économise, il fait comme l'abeille, des provisions pour l'hiver, c'est-à-dire pour le temps où la maladie, le chômage ou la vieillesse l'empêcheront de travailler. Et voilà aussi, mes enfants, ce que vous devez faire, lorsque, devenus grands et robustes, vous trouverez dans votre travail ou dans votre industrie plus qu'il ne vous faut pour vivre honorablement. Vous n'imiterez pas ces hommes prodigues et insouciants qui consomment au fur et à mesure le fruit de leur travail, sous le honteux prétexte que la charité publique viendra à leur secours, lorsqu'ils ne pourront plus travailler ; mais pour suivre toujours les exemples de l'abeille et de la fourmi, vous penserez à l'avenir, vous ne prendrez sur le gain de votre journée que ce qui sera largement nécessaire à votre existence et à celle des êtres chéris que la Providence aura confiés à vos soins, et le reste, quelque minime qu'il soit, vous le mettrez de côté, vous le placerez avantageusement, vous le ferez fructifier. Alors si la maladie, ou quelque autre accident, vient fondre sur vous, vous ne serez pas pris au dépourvu, et plus tard, lorsque vos membres affaiblis par le grand âge et la maladie, privés de leur ancienne vigueur, ne pourront plus se livrer à leur travail habituel, vous trouverez dans les économies que vous aurez faites, de quoi donner à votre corps usé et souffrant les soins et les petites douceurs dont il aura besoin ; vous serez fiers, tout invalides que vous serez, de pouvoir vous passer du secours d'autrui et de vivre sur un fonds que vous aurez acquis noblement à la sueur de votre front ou à l'aide de votre industrie; enfin, les dernières années de votre vie s'écouleront paisiblement, sans aucun de ces chagrins que la misère entraîne ordinairement à sa suite. Cependant, mes enfant, il ne faudrait pas que cette prévoyance fût portée trop loin, ce ne serait plus de la prévoyance, mais un amour déréglé des biens de la terre, autrement dit de l'avarice. Passion funeste, chers enfants; passion aussi insensée que ridicule, qui fait le malheur, qui compromet la santé, qui trouble le sommeil, qui empoisonne toute la vie de ceux qui en sont les esclaves. Voyez en effet un avare, c'est-à-dire un de ces hommes qui font de l'argent leur Dieu, il est dans l'abondance et il n'en jouit pas; il est plongé dans un fleuve, et il meurt de soif; il est couché sur un monceau de blé, et il souffre de la faim; il a tout, et il n'ose toucher à rien. Pauvre au milieu de ses biens, il est continuellement agité par les inquiétudes et la crainte de les perdre. Et ce qu'il y a de plus funeste, c'est que cette passion vieillit avec l'homme: un vieil avare, voilà le proverbe.

A votre âge, chers enfants, on n'a pas même l'idée de cette passion; puissiez-vous ne jamais la connaître! En vous poussant à un travail excessif, elle ruinerait vos forces et abrégerait vos jours, peut-être aussi vous porterait-elle à vous enrichir par des moyens que la religion condamne, que la conscience réprouve, et auxquels ne craignent pas de se livrer ceux qui sont dévorés par cette soif insatiable des biens de la fortune. Mais lorsque vous serez grands, qu'une sage prévoyance, tenant le milieu entre l'avarice et la prodigalité, préside à vos travaux journaliers. Ne dissipez pas follement le fruit de vos labeurs; mais, comme l'avare, ne portez pas non plus l'attachement aux biens de la terre jusqu'à en faire votre Dieu. Faites quelques provisions pour le temps où vos membres débiles ne pourront plus vous donner la nourriture de chaque jour; mais reposez-vous aussi sur les soins paternels de la divine Providence, qui donne la pâture aux petits oiseaux et revêt la fleur des champs des plus riches parures. En adoptant cette sage conduite, vous jouirez d'une douce tranquillité que les soucis de l'avenir ne viendront pas troubler.

Leçon 22e. — **Travail, paresse.**

Depuis le jour où Dieu prononça contre le premier homme, en punition de sa désobéissance, cette terrible malédiction : La terre ne produira pour toi que des épines, et tu mangeras ton pain à la sueur de ton front ; le travail est devenu pour tous les hommes une obligation, un devoir. Nous devons donc travailler, chers enfants, nous devons travailler pour nous, pour notre famille, pour la société dont nous sommes membres. Si nous voulons nous soustraire à cette grande loi, nous avons à craindre d'en être punis immédiatement par l'affaiblissement de nos membres et de nos facultés intellectuelles qui, du moment qu'ils ne sont plus exercés, perdent ordinairement de leur activité et deviennent incapables d'agir, soit par tous les autres maux que l'oisiveté amène toujours après elle, tels que le défaut d'ordre, la malpropreté, la misère et les maladies qui en sont la suite. De plus, celui qui ne donne pas à son corps l'exercice qui lui est nécessaire digère moins bien et dort mal ; si c'est un enfant, il ne se développe qu'incomplètement et devient souvent incapable d'exercer plus tard un métier qui exige de l'adresse ou de la force.

Une autre raison, mes enfants, qui doit vous faire éviter l'oisiveté, c'est qu'elle est la source de beaucoup de vices et la cause de la plupart des crimes qui se commettent; c'est une vérité dont tout le monde convient et que la religion nous enseigne. A quoi, en, effet, pense la plupart du temps l'homme ennemi du travail? A faire le mal, à satisfaire ses désirs déréglés. Il va trouver des gens oisifs comme lui, et dans les réunions on s'occupe à des entretiens contre la religion, contre la charité, contre les bonnes mœurs, ou bien il va passer ses moments perdus au cabaret, au jeu, aux divertissements, et combien de vices remplissent des jours si mal employés!

Accoutumez-vous donc dès maintenant, chers enfants, à travailler selon votre âge et vos forces. Dieu ne vous a pas donné des membres pour les laisser s'engourdir dans une coupable indolence, mais pour les utiliser et les rendre propres un jour à exercer une profession qui vous mette en état de gagner votre vie.

Cependant, il ne faudrait pas tomber dans un excès contraire : autant l'exercice pris avec modération est profitable au corps, autant un travail excessif et trop prolongé lui serait nuisible. Et cette loi hygiénique est pleinement d'accord avec les préceptes de notre religion. En effet, si la religion, faisant un crime de l'oisiveté, nous recommande le travail, elle sait aussi le régler : à côté de la loi qui le prescrit, elle a placé la loi qui le modère. Sur les sept jours qui composent la semaine, elle en abandonne six aux exercices du corps, aux sollicitudes de la vie matérielle, et en réserve un pour le repos de nos membres et la satisfaction des besoins de l'âme. Elle connaît la mesure de nos forces, et tout en voulant que nous les exercions, elle ne veut pas que nous les épuisions. Et, en effet, il est démontré par l'expérience que si l'homme travaillait sans interruption, et si un jour sur sept ne venait pas régulièrement le délasser des fatigues de la semaine, son corps toujours en mouvement perdrait sa force, ses membres fonctionnant sans relâche ne tarderaient pas à se briser ou à s'user, son esprit continuellement tendu perdrait bientôt sa souplesse. C'est ainsi que vous voyez des hommes encore jeunes dont les membres sont affaiblis, qui sont courbés, marchent avec peine, et se servent difficilement de leurs bras.

La loi du dimanche, comme toutes celles émanées de Dieu, a donc été faite autant dans l'intérêt hygiénique de notre corps que pour procurer à notre âme l'aliment céleste qui lui convient, et quiconque la méconnaît, outre qu'il désobéit à Dieu, compromet sa santé et se prive des douces jouissances que l'homme religieux trouve dans l'accomplissement de cette bienfaisante loi.

Au repos dominical qui nous est prescrit, il faut joindre le repos naturel de la nuit, qui n'est pas moins indispensable pour délasser nos membres fatigués par le travail du jour.

Mais, pour que ce repos exerce sur le corps une action bienfaisante et réparatrice, il faut qu'il soit réglé et pris pendant le temps de la nuit. Ainsi, il faut autant que possible se coucher et se lever à la même heure, et donner à son corps tout le repos dont il a besoin. Ce repos varie selon les âges; il doit être de neuf heures au moins pour les jeunes enfants, de huit heures pour les adultes ou les hommes faits, et s'ils se livrent à des travaux pénibles, un sommeil plus prolongé peut être nécessaire; il doit être de sept heures pour les vieillards. Il faut aussi éviter les veilles qui se prolongent trop avant dans la nuit, car elles échauffent le sang causent des insomnies, épuisent les forces, et peuvent amener quelque dérangement dans la santé. Il y a aussi des inconvénients à rester trop longtemps au lit sans dormir. Ce défaut, qui est celui des paresseux, outre qu'il présente des dangers pour l'âme, énerve et et amollit le corps, ôte à l'esprit son activité, et fait perdre un temps précieux dont le souverain juge nous demandera compte.

Tels sont, mes enfants, les sages conseils que j'avais à vous donner dans cette importante leçon. Je les résume en deux mots : Accoutumez-vous de bonne heure à travailler selon vos forces, et lorsque vous serez devenus grands, regardez le travail comme une obligation sacrée qui nous est imposée par le Créateur, comme un devoir, de l'accomplissement duquel dépend votre vie; mais en même temps n'oubliez pas que vos membres ne sont pas de fer, et que si l'ambition ou l'appât du gain vous portait à travailler au delà de vos forces et au mépris de la loi de Dieu, ou si vous refusiez à votre corps le repos dont il a besoin, vous en seriez punis par de longues maladies qui vous obligeraient à un repos forcé de plusieurs mois, ou du moins par des infirmités cruelles qui empoisonneraient vos derniers jours.

Leçon 23e. — **Amour du prochain, envie, colère.**

Il est une vertu dont tous les hommes reconnaissent le prix, que tous exigent de leurs semblables, vertu qui rapproche les esprits et les cœurs, qui répand partout le règne de la concorde, qui prévient tous les crimes et soulage toutes les misères ; cette vertu, c'est l'amour du prochain, c'est la charité fraternelle.

Vous ne sauriez croire, mes enfants, combien cette vertu éminemment sociale concourt à l'entretien de notre santé et répand de charmes sur toute notre vie ; et si les hommes la pratiquaient telle qu'elle nous est enseignée par la religion, la plupart des maux qui nous affligent disparaîtraient bientôt pour faire place au bonheur le plus pur et aux joies les plus douces.

En effet, celui qui aime sincèrement son prochain tâche de lui être utile et agréable ; il lui fait tout le bien qui est à sa disposition, il lui rend service, il prend part à ses peines comme à ses plaisirs ; sa vie, en un mot est une suite continuelle de bienfaits. Or, mes enfants, rien ne rend plus heureux, rien ne dilate plus le cœur que l'accomplissement et le souvenir d'une bonne œuvre; et comme, par l'influence que le moral exerce sur le physique, notre âme ne peut être affectée sans que notre corps en ressente aussitôt le contre-coup, il s'ensuit pour tous nos organes une jouissance inexprimable, salutaire et plus puissante que tous les secours humains.

Et, n'allez pas croire qu'aux riches seuls appartient le privilége de répandre autour d'eux les bienfaits; tous, même les plus pauvres, peuvent se procurer cette noble et douce satisfaction, et il y a mille manières de témoigner à ses semblables qu'on les aime. Ainsi, par exemple, c'est un malade que nous allons visiter; c'est un voisin à qui nous offrons l'aide de notre bras; c'est une personne affligée à qui nous adressons quelques paroles de consolation; c'est un homme qui est sur le point de commettre une mauvaise action, de se porter à un acte de désespoir, et qu'un avis charitable adroitement donné contribue a remettre dans le bon chemin. Nous pouvons donc tous, comme vous le voyez, pratiquer la charité, les occasions ne manquent pas; il suffit pour cela d'avoir un cœur tendre et généreux, un cœur qui puise surtout ses inspirations au foyer de la religion chrétienne.

Aimez-vous donc bien les uns les autres, mes chers enfants; que cette aimable vertu de charité se dilate, se développe dans vos jeunes cœurs à mesure que vous croîtrez en âge, faites en dès maintenant le doux apprentissage en témoignant de l'amitié à vos camarades d'étude, en leur rendant de petits services. Plus tard, lorsque devenus grands, vous connaitrez tout le prix de la charité, lorsque vous serez à même d'étendre plus loin vos bienfaits, vous vous rappellerez, ou plutôt l'expérience vous apprendra tout ce que peut offrir de délices la pratique de cette aimable vertu. Comment, au contraire, pourrait être heureux celui qui, étranger à tout sentiment de charité, ne connaît que l'envie, et est jaloux et ennemi de tout ce qui n'est pas à lui. La haine qu'il nourrit dans son cœur, le déplaisir qu'il ressent du bien qui arrive aux autres, le dépit cruel qu'il éprouve de voir son voisin prospérer mieux que lui, sont pour lui un supplice de tous les instants; c'est un poison qui le ronge, et voilà pourquoi dans le tableau que l'on fait de l'envie on la représente avec un visage pâle, des traits décharnés, un teint livide, des ongles déchirants, parce que, je le répète, cette passion dévorante fait autant de mal à ceux qui en sont possédés qu'à ceux qui en sont l'objet.

Lorsque la haine est violente, elle s'exprime par des paroles et des actes qui caractérisent la colère. Dans cette disposition d'esprit, il semble que la raison est affaiblie; on se sent entraîné à injurier, à frapper, à commettre des crimes; rien n'égale l'exaltation d'un homme en fureur, c'est un état de véritable aliénation mentale, et l'on cite même des exemples de personnes qui sont mortes par suite d'un accès de colère.

Apprenez de là, mes enfants, à éloigner de

votre cœur tout ce qui pourrait en troubler la paix et porter la moindre atteinte à l'amour que vous devez à vos semblables. La douceur et la patience, qui sont les compagnes inséparables de la charité, voilà les vertus que vous devez opposer à la colère des autres, aux injures que l'on pourrait vous adresser, au mal que l'on voudrait vous faire.

LEÇON 24e. — **Gourmandise, ivrognerie, sobriété.**

Mes chers enfants, il est un vice contre lequel vous ne sauriez trop vous mettre en garde, à cause des maux qu'il entraîne à sa suite, je veux parler de la gourmandise. La gourmandise est un amour déréglé du boire et du manger.

Elle consiste à manger et à boire avec excès, sans besoin, à tout heure, au delà du nécessaire. Je ne parle pas de la délicatesse qui s'attache aux mets trop exquis, aux vins et liqueurs recherchés. Cette délicatesse peut être le partage de la richesse ; elle n'est pas à craindre dans la condition modeste où la Providence vous a placés; mais je ne puis assez vous répéter ce que je vous ai dit dans une de mes précédentes leçons : notre estomac ne peut, sans de graves dangers, recevoir qu'une certaine quantité de nourriture, et à des heures réglées. Les aliments ne vous sont pas donnés pour flatter votre goût, mais pour entretenir vos forces et vous mettre à même de remplir les devoirs de votre état.

La gourmandise la plus à craindre n'est pas celle qui consiste à manger au delà du nécessaire, il en est une autre beaucoup plus dangereuse, et contre laquelle je dois vous prémunir, parce qu'elle est très-répandue, dans nos campagne surtout, parmi ceux qui n'ont pas le moyen de se livrer à des repas somptueux; on l'appelle ivrognerie. C'est le vice de ceux qui boivent avec excès, jusqu'à s'enivrer et à perdre la raison.

Rien de plus honteux que ce vice; rien de plus dégradant pour l'homme. Celui qui s'y, adonne, non-seulement outrage son Créateur, mais, il devient un objet de mépris pour ses semblables rend malheureux les êtres qui habitent le même toit que lui; et la pauvreté, la maladie, l'abrutissement sont presque toujours les suites de cette ignoble passion.

Voyez, en effet, un homme qui a noyé sa raison dans le vin; il ne sait ni ce qu'il dit, ni ce qu'il fait, ni pourquoi il agit; il est devenu semblable à la bête; que dis-je! il est descendu au-dessous de la bête...; car, ayant perdu la raison, il ne lui reste pas même l'instinct de la bête pour se conduire. Son corps n'a plus la consistance qui lui est propre; il tombe, il se vautre dans la boue comme un pourceau. Sa langue est aussi embarrassée que sa raison; il bégaye, il parle à tort et à travers, il n'y a ni suite, ni sens dans ses discours. Dans cet état on le montre au doigt, on s'en moque, on en rit comme d'un fou qui n'a plus que la figure humaine. Voilà en deux mots le portrait d'un homme plein de vin. Maintenant si cet état déplorable devient permanent et habituel chez cet homme, qu'en résultera-t-il ? C'est que le vin usera ses organes, affaiblira son cerveau ; il perdra la raison, l'esprit, la mémoire ; il finira par tomber dans un état complet de stupidité, et en parlant de cet homme on dira : Cet homme est abruti par le vin (c'est-à-dire est descendu au rang des brutes).

Du moins, si l'homme intempérant était le seul à souffrir de ses excès ; mais qui ne sait que l'ivrogne est un homme sans conduite dans ses affaires, sans économie dans sa famille, sans attentions sur ses enfants, sans égards, sans prévenances pour sa femme, pour laquelle il a souvent moins de compassion que pour une bête.

Et puis, que de moments, que de journées perdus ! à toutes les fêtes il faut un lendemain d'oisiveté et de débauche. Alors que devient le fruit des travaux de la semaine ? qui nourrira cette épouse et ces enfants malheureux qui, pendant ce temps-là, languissent de faim et de misère ? et au bout d'une vie pareille que reste-t-il dans une famille ? la pauvreté, les lambeaux, la fange, la maladie, la goutte et mille autres infirmités, et ainsi s'accomplit le proverbe ancien : « Que la gourmandise a tué plus d'hommes que le glaive. »

Voulez-vous donc, chers enfants, que vos organes se conservent longtemps sains et robustes? accoutumez-vous, dès votre jeunesse, à pratiquer l'aimable vertu de sobriété, à manger et à boire, avec modération, à ne donner à votre estomac que ce qui est nécessaire pour assurer et entretenir votre existence et réparer les forces que l'exercice et un travail de tous les instants vous enlèvent. Conservez surtout, pendant toute votre vie, une grande horreur pour l'ivrognerie, et, pour que vous ne soyez pas exposés à contracter une habitude qui porte la désunion et la misère au foyer de la famille, ne fréquentez pas les cabarets, hélas ! si multipliés de nos jours où tant de malheureuses victimes vont noyer dans le vin cette âme immortelle que Dieu nous a donnée pour commander au corps, et non pour en être l'esclave.

(LEÇON 25e.) — **De l'influence sur la santé, du découragement, de l'ennui, de la tristesse et du désespoir.**

Mes chers enfants, les malheurs qui nous surviennent dans le cours de notre vie portent à l'âme une douloureuse atteinte, et lorsqu'elle manque de courage et de résignation pour les supporter, le corps ne tarde pas à en souffrir. Le cœur étant resserré, la circulatiou du sang est troublée ; ce liquide s'altère, s'échauffe, la digestion se fait mal, l'appétit disparaît, le sommeil est agité ; de là une source de maladies de toute nature qui peuvent finir tôt ou tard par conduire leurs victimes au tombeau.

Il se rencontre même des malheureux qui,

ennuyés de la vie ou livrés à un violent désespoir, ne craignent pas de se donner la mort. Cet acte, qu'on appelle suicide, est un grand crime aux yeux de Dieu et de la société. C'est un attentat contre ses droits que de s'ôter la vie.

Vous êtes encore trop jeunes, mes enfants, pour avoir été en butte à ces violents chagrins, qui compromettent la santé et abrégent la vie. Il faut donc que vous me croyiez sur parole, quand je vous entretiens des dangers de la tristesse et du découragement. Cependant, si vous examinez les personnes au milieu desquelles vous vivez, vous en trouverez qui, en proie à l'affliction, mènent une vie triste et languissante, et finissent par succomber si elles ne savent se résigner.

Un jour viendra, mes enfants, où, à votre tour, vous serez visités par le malheur, nul ne peut s'y soustraire. Cependant, parmi les maux de la vie, il en est que l'homme peut éviter; ce sont ceux qu'il s'attire lui-même par sa mauvaise conduite; les peines qui ont cette origine sont plus cuisantes encore; quand on rentre en soi-même, on a conscience que l'on subit les conséquences d'une faute, les remords viennent s'ajouter aux souffrance physiques et les aggravent. Ces maux, vous les éviterez, mes enfants, en suivant fidèlement les conseils qui vous sont donnés par vos maîtres.

Quant aux autres maux, qui sont l'attribut de notre nature et ne peuvent être prévenus par la sagesse humaine, certaines infirmités, des revers de fortune, la perte de personnes aimées, nul ne peut s'y soustraire. L'homme juste n'en est pas plus exempt que les autres, car il entre dans les desseins de la Providence que tous les hommes soient éprouvés.

Prenez donc garde, mes enfants, de vous laisser aller à la tristesse, à l'ennui, au découragement, lorsque vous serez dans l'affliction. Tâchez alors de vous distraire, en vous livrant à des occupations variées, qui ne permettent pas aux noires pensées d'entrer dans votre âme, car, à force de penser à sa peine et d'y concentrer son esprit, on l'augmente, on s'en fait un monstre, et elle devient telle qu'elle exerce sur le corps une funeste influence.

Mais le grand remède, je dirai même l'unique remède à ces maladies de l'âme, c'est la résignation, qui courbe notre tête, calme notre cœur et fortifie notre âme.

Vous vous garderez bien, mes enfants, aux jours de la tribulation, de vous abandonner au murmure, à la tristesse et au découragement; vous ne direz pas, comme certains malades que j'ai connus : Qu'ai-je fait au bon Dieu, pour qu'il m'afflige de la sorte ; mais au contraire vous vous résignerez comme Job, dont vous avez lu la vie dans l'Écriture sainte. Cette résignation vous préservera des funestes conséquences de ces maladies de l'âme sur la santé du corps.

Et si, par une autre cause, il arrive qu'une maladie vous retienne sur un lit de douleur, votre guérison rencontrera moins d'obstacles, car l'expérience m'a appris que les malades résignés guérissent plus facilement et plus promptement que ceux qui n'ont pas cet esprit de soumission que la religion sait si bien inspirer.

LEÇON 26e. — **Apprentissage.**

Mes chers enfants, j'ai terminé mes leçons d'hygiène; je veux, avant de me séparer de vous, vous donner quelques avis sur ce que vous aurez à faire, après que vous aurez quitté l'école. Vous allez bientôt prendre un état, entrer en apprentissage, affaire importante dont votre avenir dépend et qui demande par conséquent de la réflexion. Souvent vos parents après avoir examiné vos dispositions, votre santé, votre force, votre aptitude et aussi les sacrifices nouveaux qu'ils devront faire, déterminent la profession qui vous convient le mieux.

Quand il en est ainsi, vous n'avez rien de mieux à faire que de vous soumettre à leur décision.

Mais il arrive quelquefois que des enfants de votre âge croient avoir une vocation bien prononcée pour une profession et, dans cette disposition d'esprit, ils résistent à l'autorité paternelle. Je dois vous prémunir du danger de cette révolte.

Les exemples d'une vocation sérieuse, inspirée par une organisation particulière, sont rares ; et, quand elles ont ce caractère, elles sont reconnues et appréciées par les parents et les maîtres, et il n'y est pas fait résistance; mais souvent il arrive que ces prétendues vocations sont des caprices ou des fantaisies d'enfants étourdis et légers. Témoins des fatigues de la profession de leurs pères, ils désirent changer de lieu et se soustraire ainsi à leur autorité, dédaignent cette profession et veulent s'éloigner du toit paternel dans l'espérance qu'ils en trouveront une plus douce et plus commode. Les récits exagérés des plaisirs que l'on trouve dans les grandes villes, racontés par des jeunes gens plus âgés, qui, placés hors de leur village, y reviennent pour quelques instants, enflamment leur imagination et trompent leur esprit encore faible et sans expérience ; l'assurance de ces jeunes gens, leur élégance, leur supériorité apparente sur ceux qui n'ont pas quitté le lieu de leur naissance, tout cela exerce sur eux une influence funeste ; ils veulent aller aussi où l'on s'amuse, où l'on est libre, où l'on fait fortune. Croyez-moi, chers enfants, ne vous laissez pas tromper par ces récits mensongers, par ces apparences vaines. Les plaisirs que l'on trouve dans les grandes villes sont dangereux pour la santé et conduisent souvent dans les hôpitaux ceux qui ont le malheur de s'y livrer ; la liberté à un âge où l'on a tant besoin de guide et dans un lieu où les occasions de faire mal sont si nombreuses, expose à bien des périls, et les prisons sont souvent remplies de malheureux jeunes gens qui ont voulu se dérober à la surveillance d'un père et d'une mère pour pouvoir suivre tranquillement leurs passions.

Ceux qui croient y trouver la fortune ne se trompent pas moins : un bien petit nombre l'obtient, et parmi eux beaucoup succombent à la peine avant d'avoir pu trouver cette fortune si désirée. Sachez d'ailleurs que le bonheur n'accompagne pas toujours la richesse, qu'il ne peut même exister sans la santé et que vous aurez beaucoup plus de chances de trouver cet avantage en restant auprès de vos parents. Donnez la préférence aux travaux de la terre où à l'une des nombreuses industries qui s'y rattachent. Ces travaux ne manquent jamais, le sol ne fait point défaut à celui qui le cultive : vous ne serez pas exposés au chômage comme dans les autres industries. Si les profits sont moins grands, ils sont plus assurés, et, pour finir par une application hygiénique, les travaux de l'agriculture sont bien plus favorables à la santé que ceux des villes et des manufactures.

En terminant nos leçons d'hygiène, je vous engagerai, chers enfants, à les lire plusieurs fois, à bien les méditer, et à les mettre en pratique pendant tout le cours de votre vie. Vous y gagnerez tout à la fois, sous le rapport du corps et de l'âme. Sous le rapport du corps, puisqu'en suivant les règles qui y sont tracées, vous éviterez tout ce qui peut nuire à votre santé; vous serez par conséquent rarement malades; vos membres sains et robustes, comme je vous l'ai déjà dit, pourront facilement gagner le pain nécessaire à votre existence et au soutien de votre famille, et vous aurez la chance de parvenir à une vieillesse heureuse, digne d'être proposée pour modèle à ceux au milieu desquels vous vivrez. Sous le rapport de l'âme, puisqu'en évitant ces excès, en ne vous laissant pas entraîner à toutes ces malheureuses passions qui ruinent les forces et tuent le corps, vous suivrez les préceptes de notre divine religion ; vous vous rendez agréables à votre Créateur; les cruels remords qui font le supplice de l'impie ne viendront pas troubler vos derniers moments, et vous quitterez la vie sans regret, dans l'attente des biens infinis que Dieu réserve aux fidèles observateurs de ses lois.

QUESTIONNAIRE DU COURS D'HYGIÈNE

A L'USAGE DES ÉCOLES COMMUNALES.

1re *Leçon.* — 1° Pourquoi est-il nécessaire d'avoir quelques notions sur l'organisation et les fonctions du corps humain pour étudier l'hygiène avec utilité ?

2° Quelle est la consistance des parties qui entrent dans la composition du corps humain ?

3° Comment sa charpente est-elle constituée?

4° Quelles sont les parties molles qui entrent dans sa composition?

2e *Leçon.* — 1° A quelles conditions la vie peut-elle être entretenue ou autrement dit quelles sont les causes qui peuvent abréger la vie ?

2° Comment s'opère la digestion des aliments et la nourriture du corps ou nutrition ?

3e *Leçon.* — 1° Comment la connaissance des choses extérieures parvient-elle à notre intelligence ?

2c Quel est le moteur de la machine humaine et quelle est sa nature ?

4e *Leçon.* — 1° D'où proviennent les aliments dont l'homme fait sa nourriture ?

2° Sous quelles formes se présente la nourriture fournie par les végétaux ?

3° Dites quelles sont les propriétés particulières de chacune de ces neuf substances différentes qui se trouvent dans les végétaux servant à notre nourriture.

5e *Leçon.* — 1° Quelle est la valeur nutritive de la viande ?

2° Quels noms donne-t-on aux principes qui entrent dans la composition de la viande ?

3° Indiquez la valeur nutritive de chacun de ces principes ?

4° A quels caractères reconnaîtrez-vous qu'un morceau de viande est plus nourrissant qu'un autre ?

5° Quelle est la valeur nutritive des œufs et du lait ?

6e *Leçon.* — 1° Quelle préparation doit-on faire subir aux aliments pour en faciliter la digestion ?

2° Qu'entend-on par assaisonnement ?

3° Quelle est leur utilité ?

4° Dites comment chaque assaisonnement agit dans la digestion ?

5° Quels sont les dangers qu'entraîne l'abus des assaisonnements ?

7e *Leçon.* — 1° Comment la chaleur agit-elle sur les aliments dans la cuisson ?

2° Quels sont les différents modes de cuisson, et de quelle manière chacun d'eux modifie-t-il les aliments ?

3° Quels sont les avantages du bouillon ?

8e *Leçon*, 1° — Quelles modifications la fermentation fait-elle éprouver à certains aliments?

2° En quoi consiste la panification, et à quelles qualités reconnaît-on le bon pain?

3° Quelles altérations éprouve le lait par la décomposition, et quelle est la valeur nutritive du fromage comme aliment?

9e *Leçon*. — 1° A quoi servent les boissons ou quel est leur effet sur le corps?

2° Quels sont les effets de l'eau comme boisson?

3° Indiquez les différentes origines de l'eau dont on se sert comme boisson et quelles sont les meilleures?

4° Quels sont les inconvénients de l'eau qui est altérée?

10e *Leçon*, — 1° Qu'entend-on par boissons fermentées?

2° Quels sont leurs effets sur le corps?

3° Dites les avantages et les inconvénients de chacune de ces boissons?

11e *Leçon*. — 1° Quelles sont les boissons aromatiques en usage, leurs effets leurs avantages et leurs inconvénients?

2° Indiquez comment on doit faire la tisane, boisson des malades?

12e *Leçon*. — 1° Par quels moyens conserve-t-on les viandes, quels sont les avantages et les inconvénients de ces procédés?

2° Dites les moyens de conserver les légumes et les fruits?

13e *Leçon.* — Qu'entend-on par régime ?

2° Quelle règle faut-il suivre par rapport à la quantité des repas qu'il convient de faire ?

3° A quelles heures doivent-ils être faits ?

4° De quoi doivent-ils être composés ?

14e *Leçon.* — 1° A quoi servent les vêtements ou quelle est leur utilité ?

2° Quelles conditions doit réunir chaque vêtement pour remplir utilement son but ?

3° Comment les habitations doivent-elles être disposées pour être salubres ?

15e *Leçon.* — 1° Quelle est l'action de l'air sur le sang pendant la respiration ?

2° A quelles marques reconnaît-on que l'air est sain ?

3° Dites tout ce qui peut altérer la composition de l'air ?

16e *Leçon.* — 1° Par quels moyens la Providence a-t-elle pourvu à la purification de l'air ?

2° Quels sont les effets d'un air vicié sur la santé ?

3° Quels sont les premiers soins à donner aux asphyxiés ?

17e *Leçon.* — 1° En quoi consistent les excrétions, pourquoi est-il si important qu'elles aient lieu régulièrement ?

2° Dites les soins particuliers qu'exige la peau ?

18e *Leçon.* — 1° Indiquez les soins de propreté qu'exigent les vases qui servent à la préparation des aliments et à la conservation des boissons ?

2° Indiquez les soins de propreté qu'exigent les vêtements et les lits ?

3° Dites l'utilité de l'ordre ?

19° *Leçon.* — 1° Dites l'utilité de l'intégrité des sens ?

2° Quels soins exige chacun des sens pour sa conservation ?

Quels sont les inconvénients du tabac ?

20° *Leçon.* — 1° Quelle est l'influence du moral sur le physique, ou autrement dit de l'âme sur le corps ?

2° Quels sont les fâcheux effets que produisent les affections morales sur la santé du corps ?

21° *Leçon.* — 1° En quoi consiste la prévoyance, dites son influence sur la santé du corps ?

2° Quels sont les effets de l'avarice sur le moral et le physique ?

22° *Leçon.* — 1° Pourquoi le travail est-il une nécessité pour tous ?

2° Quels sont les effets de l'oisiveté ?

3° Quelle est la nécessité du repos pour le corps et par suite du repos du dimanche ?

4° Quelle est l'utilité du repos de la nuit et du sommeil ?

23° *Leçon.* — 1° En quoi consiste l'amour du prochain ?

2° Quels sont les avantages que procure cette vertu pour le bien-être de l'âme et du corps ?

3° Quels sont les moyens d'exercer cette vertu?
4° Quels sont les funestes effets de la haine et de la jalousie aur la santé ?

24e *Leçon.* — Quels sont les dangers de la gourmandise et surtout de l'ivrognerie pour la santé ?
2° Dites aussi les fâcheux effets que produit l'ivrognerie sur l'esprit et le cœur.
3° Dites les avantages de la sobriété ?

25e *Leçon.*—1° Quelle est l'influence, sur la santé, du découragement, de l'ennui, de la tristesse et du désespoir ?
2° Quels sont les moyens de diminuer leur danger pour la paix de l'âme et de la santé du corps ?

26e *Leçon.* — 1° Quelle est l'importance du choix d'une profession ?
2° Quels sont les avantages d'une profession qui se rattache à l'agriculture ?

TABLE DES MATIÈRES.

Paris. — Impr. Paul Dupont, rue J.-J.-Rousseau, 41 (hôtel des Fermes).

www.ingramcontent.com/pod-product-compliance
Ingram Content Group UK Ltd.
Pitfield, Milton Keynes, MK11 3LW, UK
UKHW021225230726
13926UKWH00003B/1245

9 782016 113370